ドクターの“働き方改革”
28メソッド

開業医のための最強のタイムマネジメント

梅岡比俊
医療法人社団梅華会理事長

医学通信社

はじめに

2016年は政府による働き方会議の開催、働き方改革担当大臣の新設と、まさに「働き方改革元年」とも言える年でした。

OECD（Organisation for Economic Co-operation and Development：経済協力開発機構）の調査によると、2015年の日本の年間平均労働時間は、1719時間だったそうです。これはドイツの1371時間、フランスの1482時間、デンマークの1457時間と比べて、かなり長いと言えます。ちなみにアメリカは先進諸国のなかで最も労働時間が長いとされ、1790時間と、日本より約70時間も長いという結果になっています。

「何だ、日本は労働時間が長い長いと言われているけれど、アメリカより短いじゃないか」と安心するのは早計です。労働生産性に目を移してみましょう。OECDデータベースを基に日本生産性本部が作成した資料によると、2015年の日本の労働生産性（就業1時間当たりの名目付加価値）は42・1ドルでした。ほかの国を見てみると、日本よりも労働時間がはるかに短いドイツは65・5ドル、フランスは65・6ドル、デンマークは65・0ドルと、日本よりかなり高いことがわかります。そして、労働時間が日本より長かったアメリカは、68・3ドルと日本と比べて際立って高いのです。これらの数字を見ると、日本人は長時間働いているのに生産性が低いということが一目瞭然です。

そこで、2016年になって政府が「働き方改革」に乗り出したわけですが、それより遡ること数年前からワーク・ライフ・バランスを考える人が現われ、意見を発信するようになり、昨今では働き方の概念自体が人々の認識のなかで少しずつ変化してきているように思います。

私は、一人ひとりの人生という観点でそれぞれの生活を捉えたとき、〝ワーク・ライフ・バランス〟を超越した〝ワーク・ライフ・インテグレーション〟を目指すべきだと思っています。すなわち仕事や家庭を二者択一で考えるのではなく、仕事も家庭もインテグレーション（統合）して考えるということです。

私自身、仕事と家庭をインテグレーションして考え、自分の人生そのものをフォーカスして捉えたときに、自分が何を大切にして、どういう想いをもって、何に向かって生きていくか……というミッションをより意識するようになったと思っています。

ベストセラーともなったスティーブン・R・コヴィー博士の『七つの習慣』（キングベアー出版）では、第二の習慣「終わりを思い描くことから始める」のなかで、「目的をもって始めることで自分がどういう人間になりたいのかを頭のなかでイメージしてから実際の行動に移していく」という知的想像と物的想像に関する話がありますが、私もまさにこれらを意識することによりイメージを大切にするようになったと感じています。また、イメージのなかの自分には、人生において果たすべき役割というものがあることも感じています。私の場合は、クリニックの経営者という立場はもちろん、耳鼻咽喉科の医師としての役割も果たしていますし、頼りがいのある夫あるいは子どもたちの手本となるような父としての役割があります。それらを意識し、それに対して自分がどういう毎日を送っていくことが最も自分の人生を素晴らしいものにするのかを意識するようになってきました。

仕事も家庭もどちらも人生の一部なのだから、これは仕事、これはプライベートと分けて考えるのではなく、人間としてより幸せな人生を送る時代がやってくるのではないかと思っています。

しかし、ドクターの場合、現状を考えると労働時間が長くなるのは当たり前という感覚が根強く、医学生にはその種の教育はまったくないこともあり、有給・労働時間という概念すらもっていない人が少なくないように思えます。人の命を救うという尊い仕事であるがゆえに、仕事への比重が非常に高く、当然のように家庭あるいはプライベートを犠牲にしてきてしまった側面があるのではないかと考えています。

ドクターだって人の子、どのようにしたら仕事もプライベートも充実できるのでしょうか。

今回私がこの本を書いたのは、多くのドクターに、日頃の仕事を見直し、すべての人に等しく与えられた1日24時間という時間のなかで、自身が望む人生に近づいていくための仕事とプライベートの配分、さらにその先にある統合を考えるきっかけにしてほしいと思ったためです。もちろんすべて理解したうえで、「自分は仕事のみ」という選択もありだと思います。

時代の流れを見てみれば、いわゆる大量消費行動が終焉を迎え、より良い商品、より良いサービスでないと売れない時代、消費者が商品を精査して選ぶ時代になってきていると感じます。クリニックも一つのサービス業と考えるならば、そこで提供するサービスに関しても同様で、ただ標準治療を提供すればよいというこれまでのクリニックの形態や治療の基準に縛られる受け身の姿勢から、例えば自由診療のように、積極的にサービスを提供することに思考をシフトし、それと並行して自分らしい人生を選び取ることが可能な時代になってきたのだと思います。あるいは、病は気からという言葉もあるように、クリニックにおける患者さんの心のあり方も大事ですから、スタッフ教育に力を入れ、おもてなしの心をもつことも大切だと思います。

最終的には、人としてどのような人生を選び取りたいのかを考え、ドクターとしてのキャリア（仕事だけでなく人生全体）を改めて構築し直す必要があるのではないかと考えます。

これまでは医局制度に縛られ、受け身で働いてきたドクターですが、研修医制度も変更になり、より多様性のある働き方が可能になってきているようです。多様性ができたということは、自分自身の選択の幅も広がるわけですが、我々ドクターにとっては生き方を自由に選択できるというイメージ自体がこれまであまりもてなかったのではないでしょうか。

ドクターはそのほとんどが、自分自身がドクターとして患者さんを治療することで社会に貢献したくて医学部に入学したと思います。もちろん、研究がしたくて入学する場合もあるでしょうが、多くの場合、臨床医として最前線に立って、日々患者さんに医療を提供したいと思って入学したのだと思います。そして医学部に入学し、基礎課程においては英語やドイツ語の語学や哲学といった授業もありましたが、その授業のほとんどがこれから臨床医となるための学びである知識や技術の習得に終始したと思います。したがって、自分のキャリアを選ぶうえで必要になるかもしれないマネジメント力であったり、リーダーシップであったり、ましてやクリニックの経営といった学びは、まったくといっていいほどなかったでしょう。

本来ならば、医学生全員が勤務医として働くわけではないのですから、開業する際に必要なこのような授業も選択できてしかるべきなのでしょうが、大学で授業として学べなかったのであれば、一生勤務医を続けるか、開業医となるかの選択のステージに入る前から、情報を仕入れ、どのようなキャリアをつくっていくかということを一人ひとりが考え、その時に備えて自分で学んでいく必要があるのではないかと思っています。

一方で働き方を改めて考えてみますと、そもそも仕事とプライベート、社会生活と私生活、仕事と家庭は区別したり優先順位をつけたりすべきものなのでしょうか？

そこから改めて考える必要があるだろうと思いますし、それを超越したところにインテグレーションがあると思っています。このことは、勤務医であれ開業医であれ、一人の人間としてじっくりと考える必要があるでしょうし、私自身も考え続けていきたいと思っています。

私のことをお話しすれば、仕事が本当に楽しくて、プライベートと区別をすることもなく、より短時間でより大きな成果を出したいといつも意識しているので、必要とあらば自宅で仕事をすることもあります。自宅で仕事をする時間をもつことで現在私が開業しているクリニックに貢献できているのであれば、院長の私が診療のある平日に代診をお願いして、家族との時間を取ることも許されるのではないかと思っています。

また、仕事の延長上ではありますが、私は人と接することが好きなので、開業医同士のコミュニティーをつくって、そこで志を同じくした仲間と情報や意見の交換をし、お互いに仕事も遊びも充実させていきたいと考えています。このコミュニティーの運営は、従来の概念で考えればドクターとしての仕事以外の業務と言えるでしょうし、私の趣味の領域、つまりプライベートに属するものなのかもしれません。しかし、その活動により私の法人の「医療を通して日本の未来を明るくする」というミッションに貢献できるとすれば、私の仕事であると言えるとも思います。

つまり、私は、ドクターのキャリアをもっともっと選択可能な多様性のあるものと捉え、自由に選択して行動しています。なぜなら、私がそうすることで、私自身はもちろん、家族もスタッフも、そして患者さんももっともっと幸せになると信じているからです。

私は、ありがたいことに現在開業医として、2018年4月に二つ目の小児科クリニックを開院し、耳鼻咽喉科クリニック4院と合わせて合計6院のクリニックを運営する立場にいますが、私自身も自分のキャリアに関して非常に悩んできた過去があります。

開業する前に上司と衝突して勤務医を辞め、およそ1年弱、フリーのドクターとしてアルバイトをしていたこともありましたし、いったんは開業地として決めた場所に保証金250万円を支払ったにもかかわらず、その後自分の気持ちが変わり、少しでも多くの資金が必要な時期だったのに、その保証金をドブに捨てたというような辛い思いをしたこともありました。これ以外にも、開業までも、開業してから現在に至るまでも、決して平たんな道のりではありませんでした。

もちろん未だに私自身も、多くの仕事において問題や課題を抱えています。思い返せば、問題・課題はクリニックの運営が順調になれば片付いてなくなるだろうと思った時期もありました。しかし、実際はそうではなくて、順調に進んで発展すれば、さらに大きな問題・課題に気付き、それに対応する必要が生じるのです。これからも、個人としても組織としても、さらに大きくなればさらに大きな問題や課題に取り組む必要が出てくると思いますし、一生続くという覚悟で人生や経営というものを考えなくてはならないと考えています。こうした問題・課題というものは神さまが私を成長するために与えてくれたギフトであると捉えて、前向きに取り組んでいきたいと私は考えています。

こうした問題・課題は、皆さんが開業するにあたっても、開業してからも、おそらく同じように直面するのではないかと思っています。スタッフの雇用方法であったり、スタッフの面談方法であったり、あるいは税務的な処理やクリニックの法人化の話であったり……そういった一連の流れというものは誰しもが同じような道を通るものではないかと思っているのです。

ですから、私が得た経験やキャリアを皆さんにお伝えすることで、これから開業したり、開業したばかりの皆さんが少しでも楽に開業し、経営を軌道に乗せ、ご自分の目指すキャリアを手にすることに何かしら貢献できたらと思っています。

私の経験から言えば、自分の人生をさらに充実させ、家族と一緒に幸せになるためにはどのような生き方をするかということを決める必要があると思いますし、そのために必要なのがキャリアプランであり、そしてそのキャリアプランを構築するために考えるべきなのは仕事の時間をどのように調整して、仕事とプライベートをインテグレーションできるかということだと考えます。

ドクターという職業は特殊であるがゆえに、経営の専門家が一般的に提唱するワーク・ライフ・バランスでは対応しきれません。だからこそ経営者でありドクターでもある私の立場で、ドクターである皆さんの多様な働き方を支援し、そしてその結果として周りのすべての方が幸せになるような状況がつくれるよう応援したいと考えています。

２０１８年９月

目次

Chapter 4

ワーク・ライフのバランスに悩むドクターへ28の提案 …… 89

時間の重み

私は、子どもの頃から親や学校の先生に何度も何度も「時間を大切にしなさい」と教えられてきたように思います。しかし、私自身、20歳になっても時間の大切さや重みを理解できてはいませんでした。それは、20代という若さゆえ、気力・体力ともに衰え知らずで、どれだけ夜遅くまで遊んでも次の日の朝にはシャキッと起きて普通に仕事ができたし、前の晩どんなに暴飲暴食をしても朝起きて体調が悪いなどと感じることがなかったからだと思います。

それが30代を経て40代となり、年齢による身体の衰えやそれに伴う体調の変化を感じると、あらためて自分の人生には限りがあり、人間である以上いつかは必ず死ぬのだということを考えるようになりました。

開業してしばらくした頃の私は、身長173cm、体重76kgで、時を同じくして尿管結石に痛風と、まさに悪しき生活習慣からくる疾病を発症してしまいました。その頃の私は、食事も不規則でカロリーオーバー、運動習慣はまったくなし……という生活を送っていたのです。そして、その悪しき生活習慣が当時の自分の身体状況をつくり出していると身をもって実感した私は、健康的に、そしてもっとエネルギー豊かに毎日ハツラツと生きていきたいと強く思いました。

それからの私は、世の中の優秀なビジネスパーソンについて、彼らがどのような生活を送り、どのような食生活で、どのような健康管理をしているのかを徹底的に調べました。私が特に興味をもって調べた方は、本田直之氏（作家、経営者、ワインのソムリエ、トライアスリート）、青木仁志氏（事業家、日本ペンクラブ正会員）、道幸武久氏（実業家、ビジネスプロデューサー）、相川佳之氏（美容外科医、事業家)、ジェームス・スキナー氏(アメリカ経営コンサルタント、作家、セミナー講師)、アンソニー・ロビンズ氏(アメリカ自己啓発作家)の各氏です。彼らの本を読み、セミナーがあれば出かけ、その方々の行動を見て学び、まずは真似るところから始めました。すぐに真似できることもあれば、真似るのがむずかしいこともありましたが、真似たのは、生活習慣ばかりではなく、何を大切にして生きて、どのように組織を動かしているか、あるいは家族や友人、部下とどのように関わってきたかに至るまで多岐に渡りました。

徹底的に研究して真似をして気付いたことは、「時間の重み」です。どの方も一様に時間を大切にされていたのです。なかでも、アンソニー・ロビンズ氏は限られた時間のなかでどう生活するかを徹底的に考え抜いている究極の方だと思いました。私が参加した彼のセミナーで話された次のエピソードが印象的で、今でも私の心に強く残っています。

超多忙な彼も時にはゴルフを楽しむそうですが、18ホールすべてを回ることだけがゴルフではないと考えていると言いました。自分の好きなホールを3ホールだけ回って、それが終わるとすぐに取って返し、次の行動に移ることもあるそうです。ゴルフに行ったら18ホール回らなければならないというルールに必ず従う必要はなく、優先して考えるべきは楽しみにしているゴルフに、その時どれだけの時間が使えるかということだと言うのです。彼ほどの著名人になると、ゴルフはしたいけれど18ホール回りきるほどの時間は取れないということがあるかもしれません。それでも、ゴルフはしたい……。ゴルフコースに出て3ホールだけプレイして帰るということに全面的に共感したわけではありませんが、時間の使い方に関するそこまでのストイックさには感銘を受けました。

このエピソードは、物事に対して、こうあるべきと決めつけたり制限をかけてしまうのではなく、柔軟に考えていくべきであり、例えばこのゴルフの話のように物事に対するイメージそのものの定義づけを改めて考えるきっかけになりました。

そして、自分にとって勉強とは、ランニングとは、診療とは……と考えていきました。すると、例えば、診療であれば、1週間朝から晩まで毎日自分が診療することが本当に自分の時間の使い方、人生の使い方としてベストなのかということを考えるきっかけにもなったのです。

私は、そのセミナーで得た時間の使い方に関する学びをクリニックの経営にどう活かすかをじっくり考えました。

そして得た答えは、診療以外の業務に関して、私はポイントだけを押さえて、業務自体はスタッフに権限委譲する仕組みを構築しようということでした。例えば、経営に関する数値も、経営を担当する幹部と面談して、私はＫＰＩ（Key performance indicator：重要業務評価指数）だけをポイントとして押さえ、それ以外については幹部に任せることにしました。

とはいえ、ときとして時間をかけて答えを出したほうがよい場合もあります。その一つに全体ミーティングがあります。

このミーティングでは、私が言いたいことをトップダウンで一方的に伝えるのではなく、スタッフに司会を任せたり、少人数のグループをつくって議題に沿って考え話し合う時間を設定したりして、スタッフが自分たちで決めたことを、彼らに任せて行動させるようにしています。私は自分の意見を言わず、その状況を見守るようにしているのです。とは言っても最初はなかなか〝見守る〟ということができず、ついついミーティング中に口出しをして結論を先に言ってしまうことが多々ありました。今でもまだまだ自分自身それが改善しきれていないのですが、それでも、やはりスタッフを成長させるという意味では、しっかりとスタッフ個々に考えてもらって、それにコミットして動いてもらうという動機付けをしていくことが大事だと思います。

すぐにスタッフが成長していくわけではありませんが、権限委譲というものを繰り返し、小さな課題から少しずつ大きな課題を与えることによって、どんどん私自身の手が離れてきたことを感じています。

スタッフが考えるのに適している一つの事例を挙げれば、患者さんからのアンケートにある要望についてスタッフ同士で考えてもらうことが、非常に良い機会だと考えています。スタッフにいきなり0から10を生み出すような作業、例えば、患者さんの満足度を上げるためにはどうしたらいいのかといったような課題を振るよりも、患者さんからのアンケートでの生の意見を元に、例えば、クリニックに置いてある本の内容としてこういった本を置いてほしいであるとか、待合室のクーラーが少し寒いといった要望に対してどう対応するか、スタッフ同士で考えるという習慣をつけることが非常に大切だと思います。

そこで要した時間というのは短期的視点で見れば非効率で、トップである私が自分の考えを指示し、行動してもらったほうが時間がかからず効率的なのかもしれません。それでもあえてスタッフ全員に考えてもらって、自分たちが出した答えで動いてもらっています。それは、スタッフが自分自身でコミットしたことに対して動くほうがはるかに良い成果が得られますし、成果が得られればスタッフは自信をもつようになるからです。この自信は、徐々に自分で判断して動くことができるようになるための源になると考えます。ただし、前提として、スタッフがクリニックの理念をしっかり理解して共感し、同じベクトルで行動できるよう教育しておくことが必要ではありますが……。

また、仮にスタッフが考えて出した答えで行動してうまくいかなかった場合でも、どうしてうまくいかなかったのかをスタッフ同士で改めて考え直し改善していくことで、スタッフ力の向上という意味では、うまくいったときと同じ成果が得られると考えます。

この繰り返しにより、将来的には私からの指示がなくてもスタッフが自主的に動けるようになるので、スタッフの監督や指示に費やす私の時間は要らなくなります。

「時間の管理」イコール「成果を出すのに要する時間の短縮」ではありません。「時間の重み」というものをしっかりと意識し、何が重要なのかを考えていくこと、これがワーク・ライフ・インテグレーションの第一歩です。

バケツの中の小石

時間管理に関する書籍のなかで最も印象に残っているものを挙げろと言われたら、私はためらうことなく、かの有名な著書、スティーブン・R・コヴィー博士の『七つの習慣』のなかにある「バケツの中の小石」の話を挙げると思います。

すでに『七つの習慣』をお読みになってご存知の方もいらっしゃると思いますが、自分の時間を「バケツ」、行動を「石」に例えて、バケツの中に石を詰める場合、大きな石から詰めるのと、砂粒のような小さな石から詰めるのと、どちらがたくさん入るか……という話です。答えは皆さんもうおわかりと思いますが、最初に大きな石を詰めてから隙間を小さな石で埋めるほうがたくさん入ります。

これを私の時間に置きかえると、大きな石は何日もかかるようなセミナーへの参加や家族との海外旅行、事前予約が必要なトライアスロンの大会などで、小さな石は業務上の電話や自分の部屋の片付けであったりするわけです。

『七つの習慣』のこの話を読み、私は非常に感銘を受けて、これがこれまでの私の生活を一気に改めるきっかけとなりました。それまでの私は、目の前の仕事に集中することはできていたと思うのですが、次々と予定を入れては考えなしに片っ端から片付けるという方法をとっていたので、まとまった時間が取れない状態でした。まとまった時間が取れなかったので、数日間のセミナーに参加したくても参加できない、本を書きたくても書けない、トライアスロンやマラソンの練習をするためのまとまった時間が取れない、家族と長期間の旅行に行けない……という状態だったのです。

現在それらのことを実行できているのは、1年間のスケジューリングをする際に、大きな石となる行動をまず計画してその時間をブロックし、空いているところに小さな石である業務を組み込むようにしているからです。

この本では、このバケツの中の小石の話をはじめとして、私が世に出版されている時間管理に関わる本をたくさん読み、自分で真似てみて、失敗して、試行錯誤をしてきた経験から、クリニックを経営する院長の時間管理に有効と思われる取組み、あるいは改良しながら今も私が実践している取組みを紹介しています。

その前に、今皆さんが置かれている状況を、私の過去を参考に漫画にしてみました。今の若いドクターの状況とは少し異なるのかもしれませんが、それを踏まえて次章に進んでいただければ幸いです。

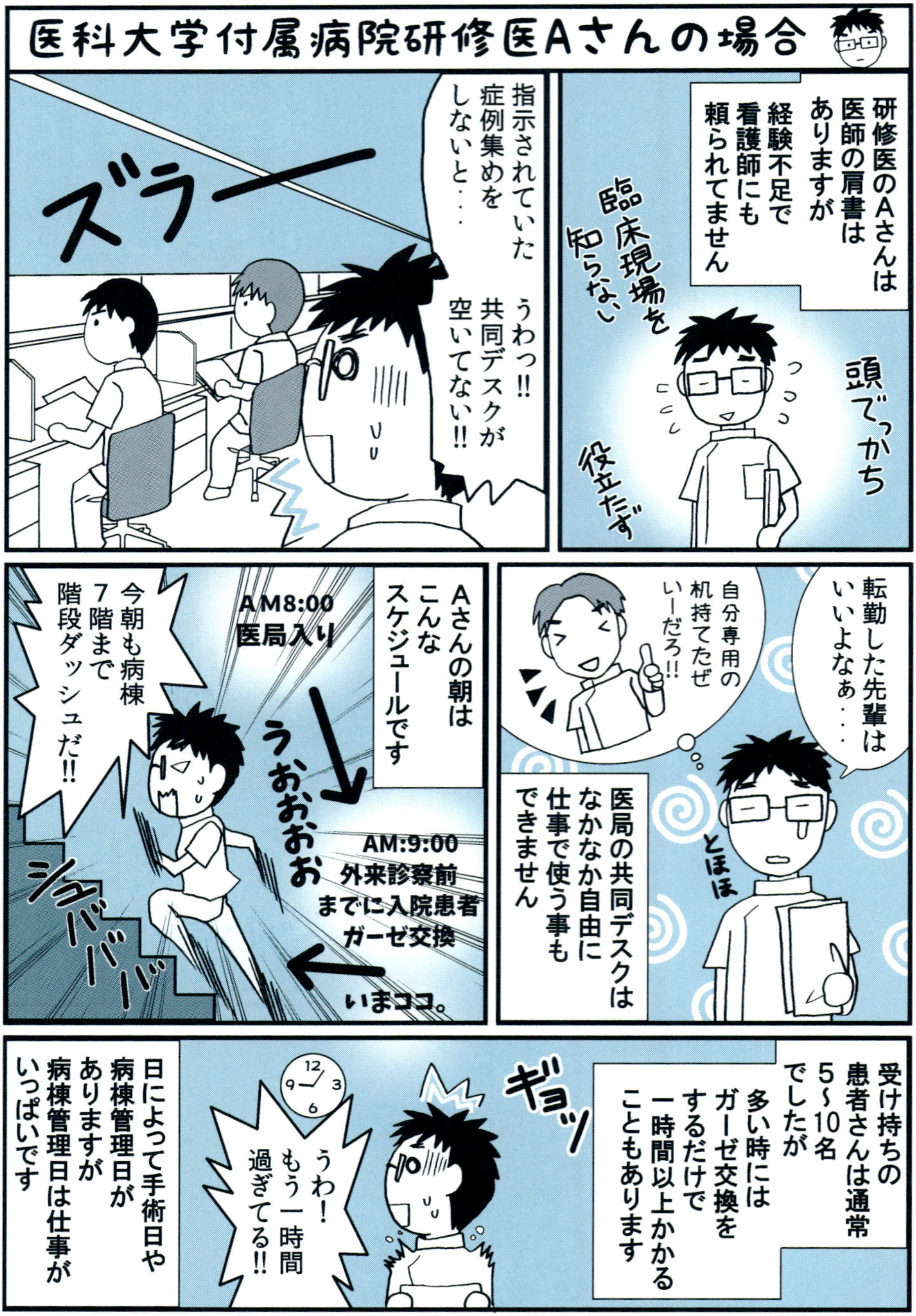
医科大学付属病院研修医Aさんの場合
研修医のAさんは医師の肩書はありますが経験不足で看護師にも頼られてません
臨床現場を知らない
頭でっかち
役立たず
指示されていた症例集めをしないと・・・
ズラーー
うわっ!! 共同デスクが空いてない!!
転勤した先輩はいいよなぁ・・・
自分専用の机持てたぜいーだろ!!
医局の共同デスクはなかなか自由に仕事で使う事もできません
とほほ
Aさんの朝はこんなスケジュールです
AM8:00 医局入り
今朝も病棟7階まで階段ダッシュだ!!
うおおおお
AM:9:00 外来診察前までに入院患者ガーゼ交換
いまココ。
シュバババ
受け持ちの患者さんは通常5~10名でしたが多い時にはガーゼ交換をするだけで一時間以上かかることもあります
ギョッ
うわ! もう一時間過ぎてる!!
日によって手術日や病棟管理日がありますが病棟管理日は仕事がいっぱいです

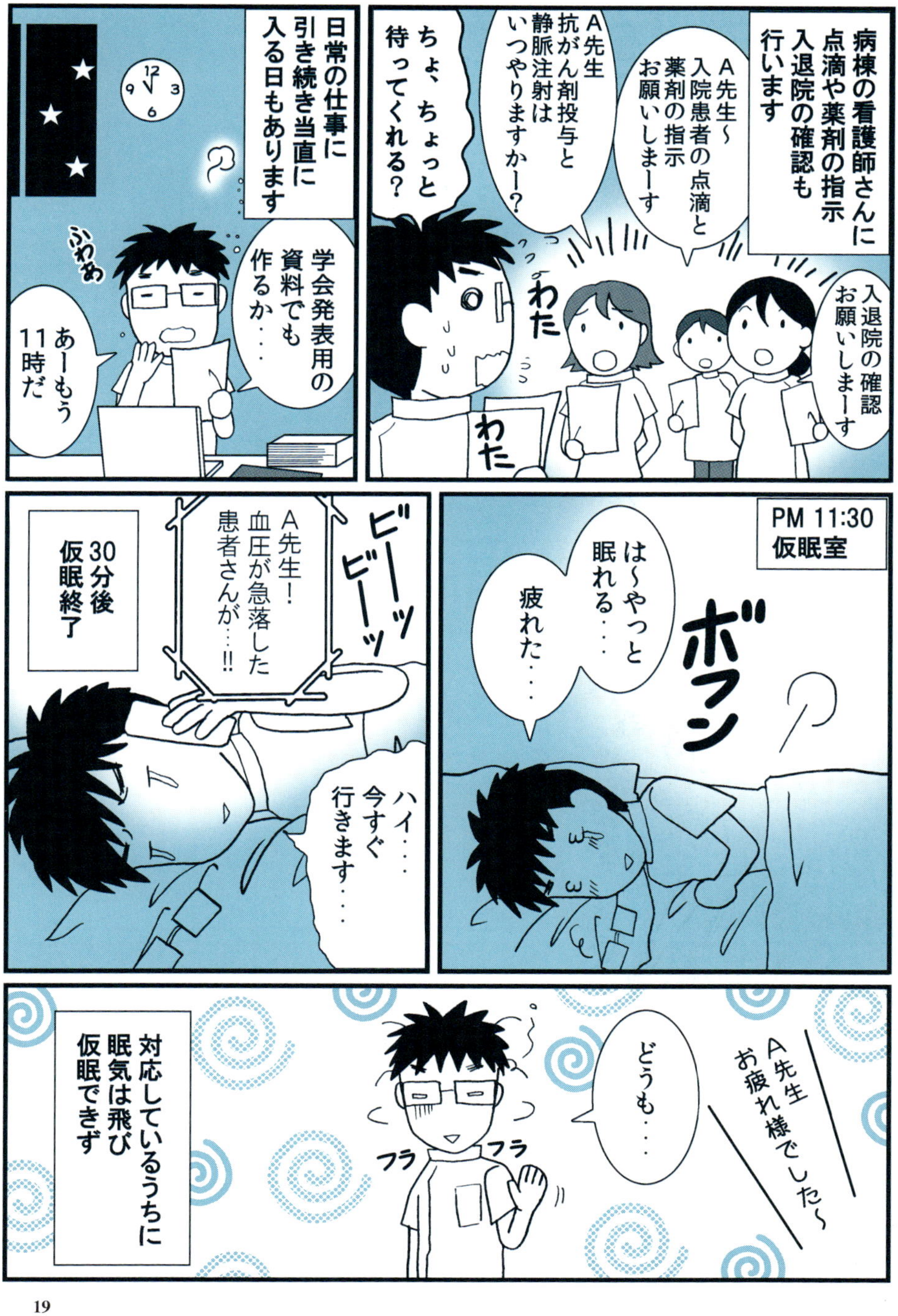
病棟の看護師さんに点滴や薬剤の指示入退院の確認も行います
入退院の確認お願いしまーす
A先生～入院患者の点滴と薬剤の指示お願いしまーす
A先生抗がん剤投与と静脈注射はいつやりますかー？
ちょ、ちょっと待ってくれる？
わた
わた
日常の仕事に引き続き当直に入る日もあります
ふわあ
学会発表用の資料でも作るか・・・
あーもう11時だ
PM 11:30
仮眠室
は～やっと眠れる・・・
疲れた・・・
ボフン
ビーッ
ビーッ
A先生！血圧が急落した患者さんが…!!
30分後
仮眠終了
ハイ・・・今すぐ行きます・・・
A先生お疲れ様でした～
どうも・・・
フラ
フラ
対応しているうちに眠気は飛び仮眠できず

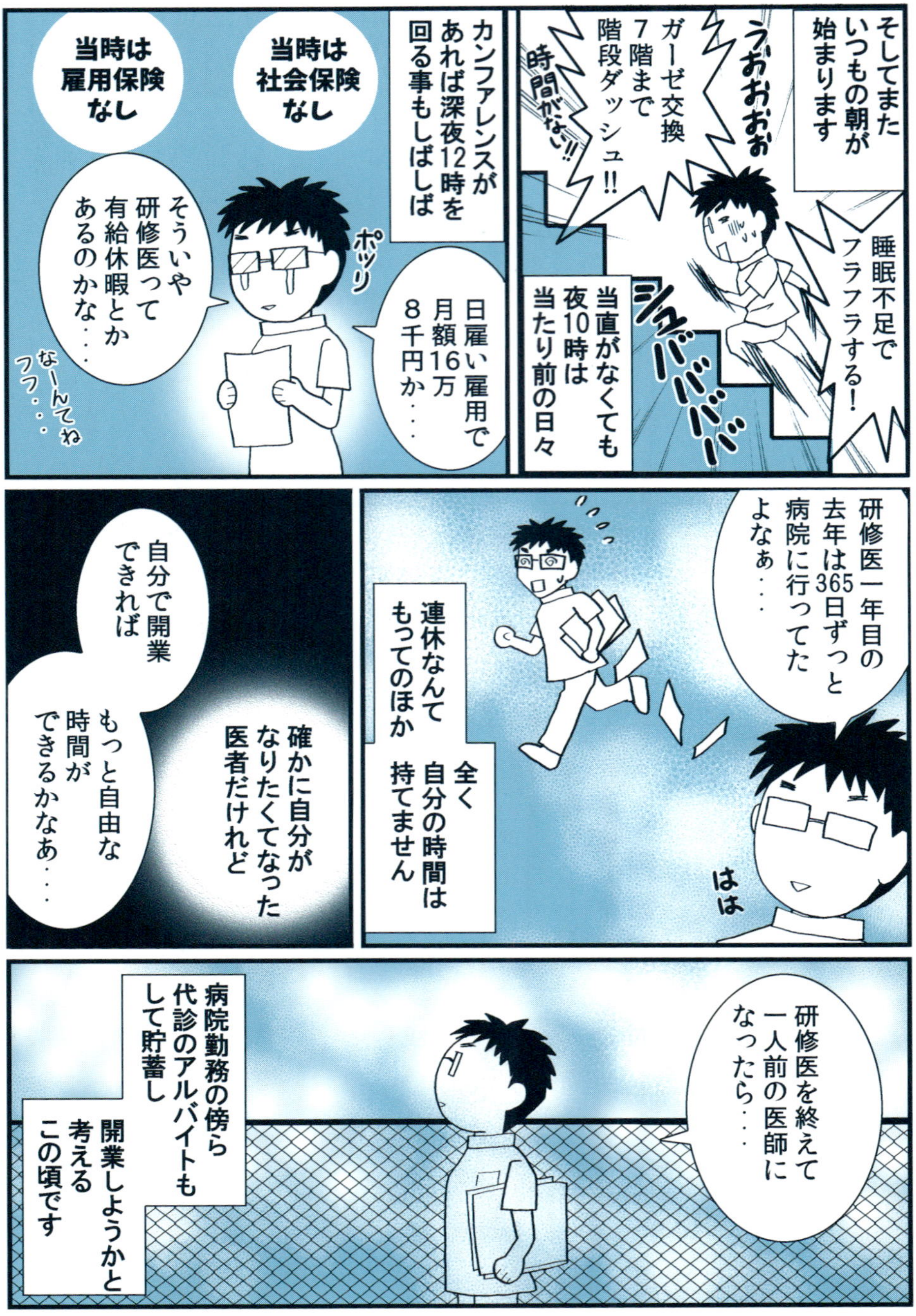
そしてまた いつもの朝が 始まります
うおおおお
ガーゼ交換 7階まで 階段ダッシュ!!
時間がない!!
睡眠不足で フラフラする!
シュバババババ
当直がなくても 夜10時は 当たり前の日々
カンファレンスが あれば深夜12時を 回る事もしばしば
当時は 社会保険 なし
当時は 雇用保険 なし
ポツリ
日雇い雇用で 月額16万 8千円か・・・
そういや 研修医って 有給休暇とか あるのかな・・・
なーんてね フフ・・・
研修医一年目の 去年は365日ずっと 病院に行ってた よなぁ・・・
連休なんて もってのほか
全く 自分の時間は 持てません
はは
確かに自分が なりたくてなった 医者だけれど
自分で開業 できれば
もっと自由な 時間が できるかなあ・・・
研修医を終えて 一人前の医師に なったら・・・
病院勤務の傍ら 代診のアルバイトも して貯蓄し
開業しようかと 考える この頃です

開業したBさんの場合

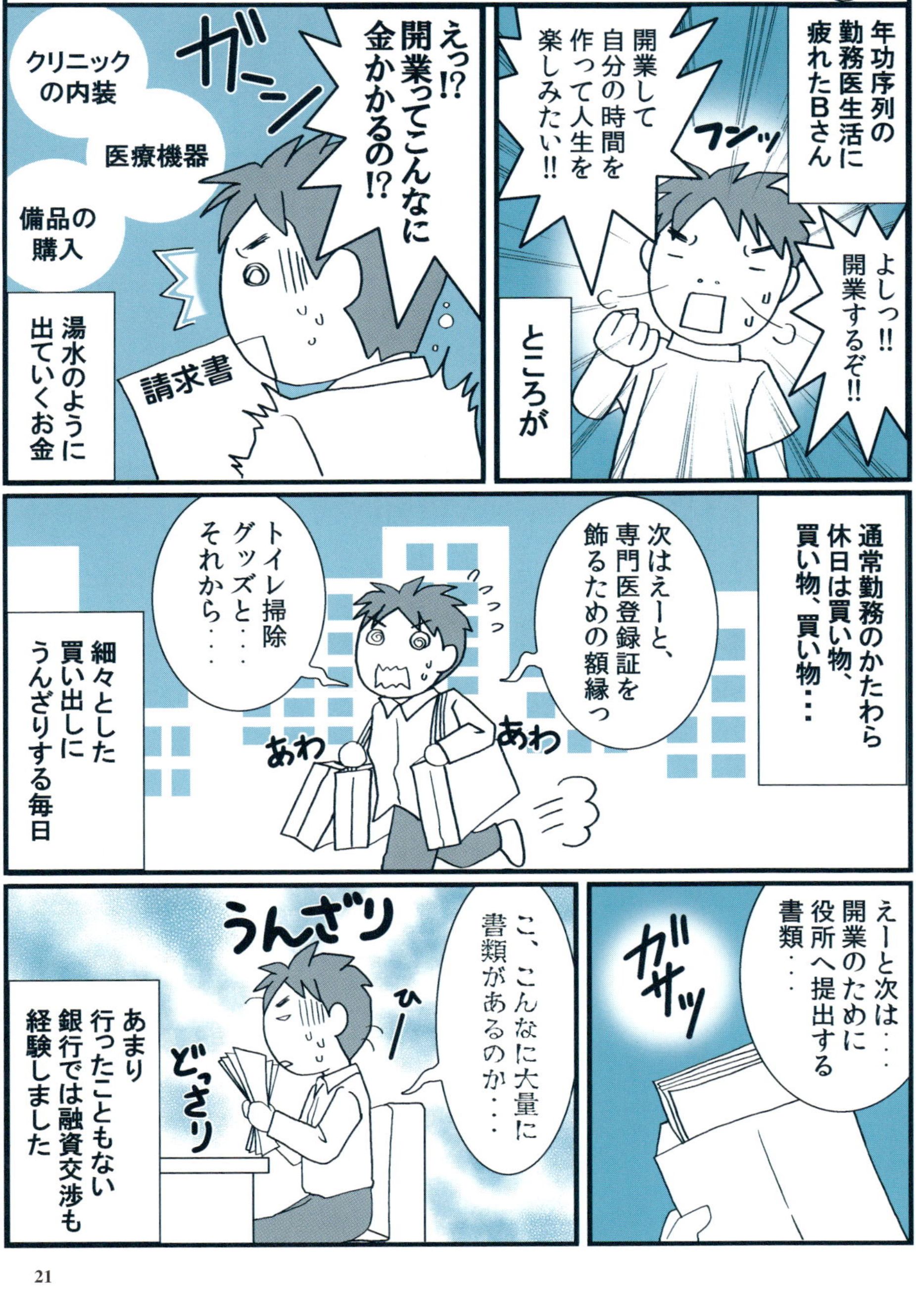
年功序列の勤務医生活に疲れたBさん
開業して自分の時間を作って人生を楽しみたい!!
フンッ
よしっ!! 開業するぞ!!
ところが
えっ!? 開業ってこんなに金かかるの!?
ガーン
クリニックの内装
医療機器
備品の購入
請求書
湯水のように出ていくお金
通常勤務のかたわら休日は買い物、買い物、買い物・・・
次はえーと、専門医登録証を飾るための額縁っ
あわ
あわ
トイレ掃除グッズと・・・それから・・・
細々とした買い出しにうんざりする毎日
えーと次は・・・開業のために役所へ提出する書類・・・
ガサッ
こ、こんなに大量に書類があるのか・・・
うんざり
ひー
どっさり
あまり行ったこともない銀行では融資交渉も経験しました

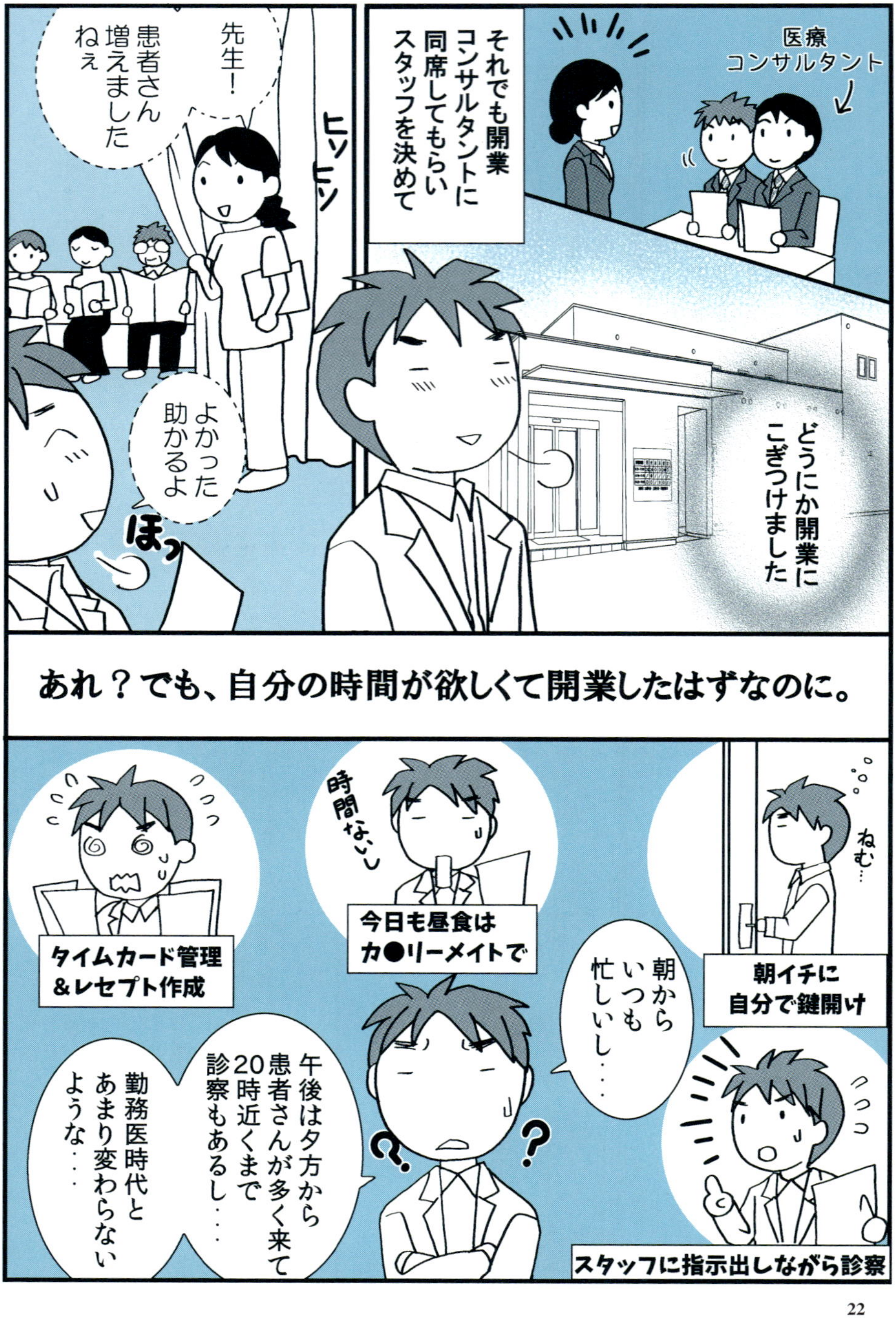
それでも開業コンサルタントに同席してもらいスタッフを決めて
医療コンサルタント
どうにか開業にこぎつけました
先生！患者さん増えましたねぇ
ヒソヒソ
よかった助かるよ
ほっ
あれ？でも、自分の時間が欲しくて開業したはずなのに。
朝イチに自分で鍵開け
ねむ…
今日も昼食はカ●リーメイトで
時間ないし
タイムカード管理＆レセプト作成
朝からいつも忙しいし・・・
スタッフに指示出しながら診察
午後は夕方から患者さんが多く来て20時近くまで診察もあるし・・・
勤務医時代とあまり変わらないような・・・

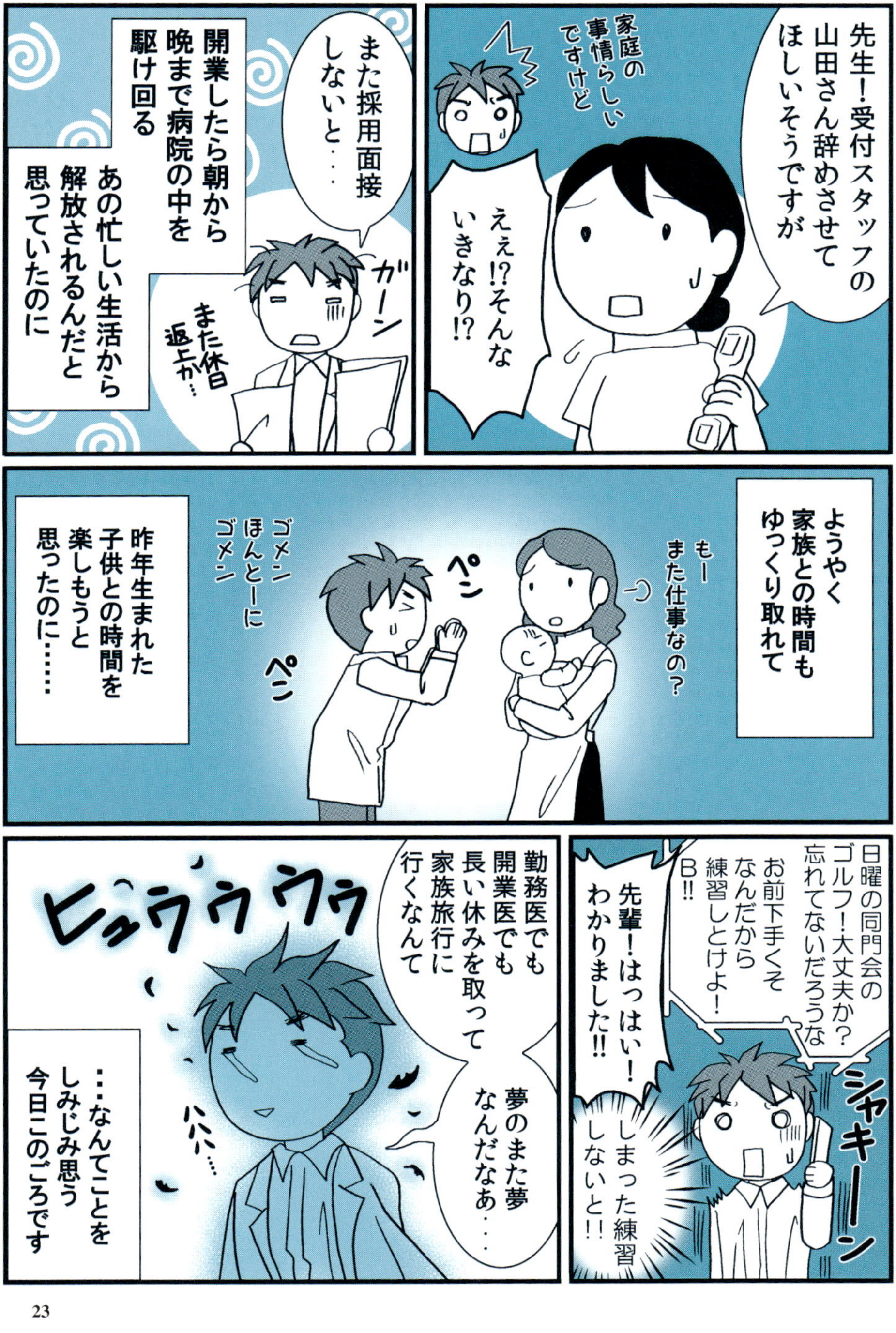

先生！受付スタッフの山田さん辞めさせてほしいそうですが
家庭の事情らしいですけど
えぇ!?そんないきなり!?
また採用面接しないと・・・
ガーン
また休日返上か…
開業したら朝から晩まで病院の中を駆け回る
あの忙しい生活から解放されるんだと思っていたのに
ようやく家族との時間もゆっくり取れて
もーまた仕事なの？
ペン
ペン
ゴメンほんとーにゴメン
昨年生まれた子供との時間を楽しもうと思ったのに……
日曜の同門会のゴルフ！大丈夫か？忘れてないだろうな
お前下手くそなんだから練習しとけよ！B!!
先輩！はっはい！わかりました!!
シャキーン
しまった練習しないと!!
勤務医でも開業医でも長い休みを取って家族旅行に行くなんて
夢のまた夢なんだなあ・・・
ヒュゥウウウゥ
ハハ…
…なんてことをしみじみ思う今日このごろです

～ゴビ砂漠マラソン～

２０１７年夏、この本を書いている私はゴビ砂漠マラソン完走の興奮いまだ冷めやらず、ワクワクと高揚した気持ちのなかにいます。

私が1週間で２５０㎞走破という、とてつもなく無謀なレースに挑戦することを決断したのは、２０１６年、島根半島の東端にある商売繁盛の神様・美保神社から、西端にある縁結びの神様・出雲大社を目指す「えびす・だいこくウルトラマラソン大会」に出場したことに始まります。

当時の私は、フルマラソン42・１９５㎞を何回か完走したことがあるだけでしたので、1日に１００㎞、しかも日本海を一望できる起伏に富んだチャレンジコースを走るというのは、まったく想像がつかないことでした。しかし、周囲に出場する、完走すると公言してエントリーしてしまった以上、走りきらないわけにはいきません。そして、何はともあれ１００㎞完走した後、湧いてきた想いは、「自分の肉体的な限界はもっと先にあるのではないか。もっと過酷なレースにチャレンジしてみたい」というものでした。

おりしも次のチャレンジに想いを馳せていたとき、京都祇園で行われたある経営者同士の集まりで、８人のメンバーと食事を一緒にする機会がありました。そこでご一緒した方々は、皆さん経営者として本当に輝いていらっしゃる方ばかりで、同時に充実したプライベートも過ごされていらっしゃいました。話が進むにつれ、偶然にも8人中半数の４人が砂漠マラソンに出場されたことがあることがわかりました。その砂漠マラソンは、1週間で２５０㎞、砂漠を主な走路にしつつも、岩場や河川敷、草原などもある道なき道を旗を目印に走るというのです。しかも、運営側から支給されるのは水とお湯とテントのみ、1週間分の食糧や寝袋合わせて10kg以上の荷物を自分で担いで走るのだそうです。

話を伺っているうちに、自分のなかの冒険心がムラムラと頭をもたげてきて、チャレンジ精神に火が点きました。そして、話は盛り上がり、なんと、砂漠マラソン未経験の４人全員が、その場の勢いで砂漠マラソンにエントリーするという事態になりました。こうして参加することになったのが、ゴビ砂漠マラソンだったのです。

その時の私の不安は、金銭や自分の体力のことより、1週間、前後を入れたら10日間、どうやって時間を空けるかということでした。クリニックの診療のこと、経営者としてしなければならないこと、それを考えると10日間留守にするのはものすごく怖いことに思えたのです。走る場所はゴビ砂漠、ネット環境はなく、10日間完全に外部と遮断されることになります。クリニックの不測の事態に私が居なくてチームメンバーだけで対応できるのか……。まさに自分の権限委譲の成果が試される事態となったのです。そのような不安を抱きながらも、今までの自分がやってきたことを信じて、出場までの準備期間は私が不在になる10日間の仕事を誰にどう振り分けるかにフォーカスして行動しました。

ゴビ砂漠マラソンのレース結果は、チームメンバーのおかげで、宣言どおり無事完走できました。とはいえ、ゴール目前の最終日は、足にできたマメの痛さと脱水症に悩まされ順位を落としましたが、それでもゴールできたのは、目的を達成しようという強い気持ち以外の何物でもありませんでした。足のマメはランニングシューズの選択に改善の余地がありますし、脱水症は担ぐ荷物をできるだけ軽くしたいとの思いから充分な水を携行せず、水分補給が足りなかったとの反省があります。それでも、完走できたことには非常に大きな達成感と喜びがありました。ですが、その完走という喜び以上に、自分の時間を10日間も空けることができた、自分の時間をつくる能力をアップすることができたという喜びのほうが大きいというのが今の偽らざる気持ちです。

ちなみに、私がゴビ砂漠マラソンに参加したその月の売り上げは、前月を上回るという、嬉しくも悲しい複雑な気持ちの結末付きです。

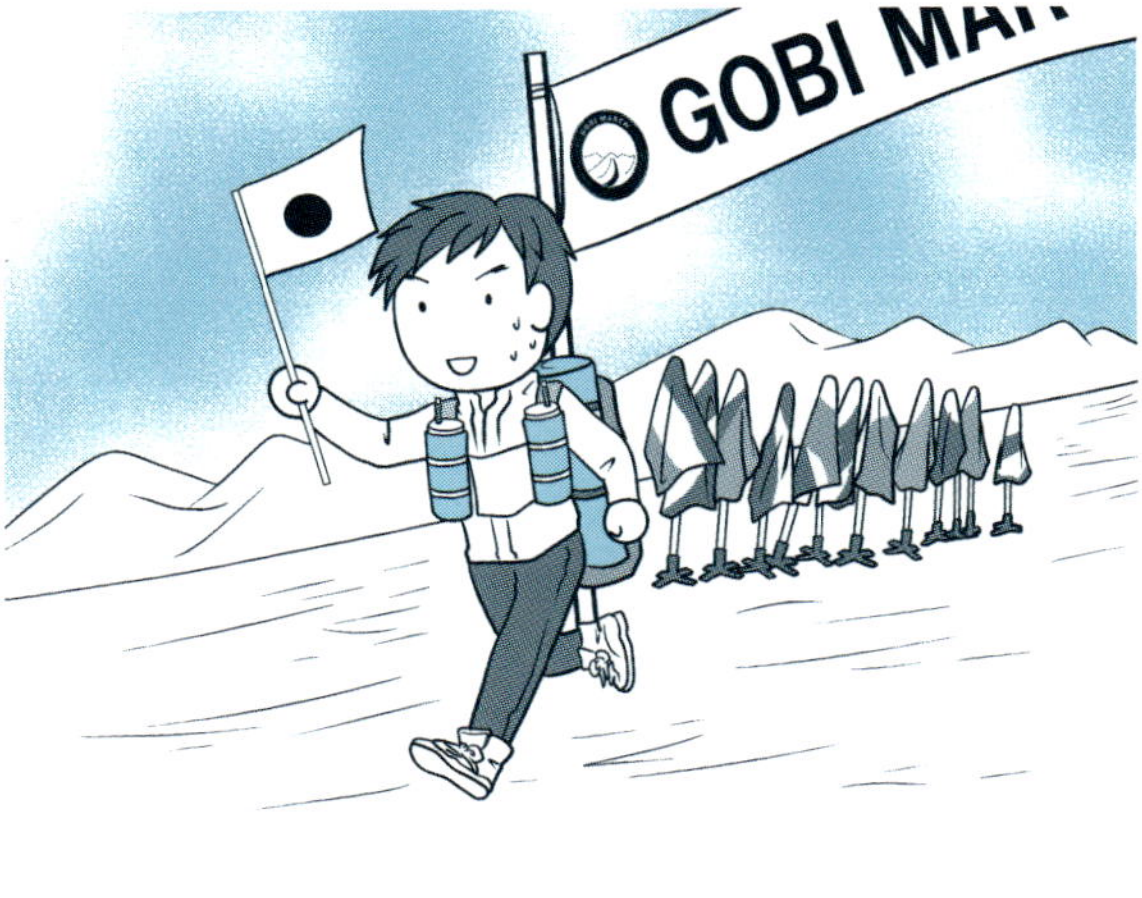

Chapter 1

働き方改革前夜

—今の私に至るまで—

開業を目指されたり、すでに開業をされた皆さんのおかれている状況と、開業当時の私の状況はそうかけ離れてはいないと思っています。この章では私の現在の生活の一部を紹介するとともに、こうやってワーク・ライフ・インテグレーションした生活が送れるようになった今の私の、開業してから現在に至るまでの過程をお話したいと思います。

1 現在の生活

1 仕事の時間

まず、ドクターであり、クリニックの経営者であり、開業医コミュニティーMAFの主宰者であり、トライアスリートでもある私のドクターとしての考えと生活をお話したいと思います。

現在私は、耳鼻咽喉科の専門医として週に4~5日診療に入っています。そのなかで私の感じる勤務医と開業医の相違点は、何といっても受診する患者さんの症状の違いです。

まず、大きな病院を受診される患者さんは、かかりつけ医などから紹介状を書いてもらっていらっしゃる場合がほとんどで、大がかりな手術が必要だったり、あるいは難治性の疾患を抱えていらっしゃいます。そのため、そこに勤める勤務医の場合、一人ひとりの患者さんにかける診療時間は必然的に長くなりますし、たくさんの検査が必要だったり、治療方針に関しても充分な時間を取ってしっかり説明する必要があるのではないかと思いま

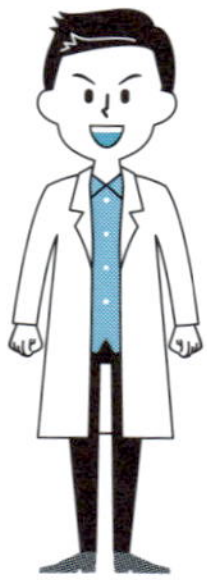

す。そして、かかりつけ医から引き受けたその患者さんが急性期を過ぎて快方に向かわれれば、再度、かかりつけ医に引き継ぐということも多いと思います。

一方、開業医の場合は、大病院に比べて軽症の患者さんを現場の最前線で治療しているので、治療の必要はなく経過観察だけという患者さんが来院されることもあれば、持病に対する薬剤の処方だけをルーティンとして行うだけの患者さんも少なからずいらっしゃいます。つまり、開業医の場合は、一度の診療にかかる時間は短いけれど、地域に住むドクターとして患者さんと長いお付き合いになることを前提に診療に当たらなければなりません。例えば、耳鼻咽喉科の場合、中耳炎でいらして完治した患者さんが、次は副鼻腔炎にかかったり、あるいはめまいを発症されたりと、病状がいろいろ変わって断続的に通院されるケースがあるのです。

そこで、開業医として大事なことは、患者さんとどれだけ良いコミュニケーションを取れるか、そして、どれだけ患者さんから信用を得られるかということだと思っています。つまり、患者さんとの信頼関係をしっかり築くことで、私がどんな見立てをしてどんな治療をするのかということよりも、私が診察していること自体に安心感を覚えていただき、私の言葉に満足し、帰っていただくということにウエイトが移っていくと思っています。

患者さんの信頼を積み重ねるという意味では、私やスタッフが患者さんと会話をするときは、その患者さんの情報、例えば一人暮らしなのか、お子さんと一緒に暮らしているのかといった家族構成や趣味といった話題を会話のなかに織り込んで、相手のことをちゃんと知っているということをしっかりと患者さんに伝える必要があると思っています。人間は自分に興味をもってくれる相手に対して興味をもち、やがては信頼してくれると思っていますので、私のほうから患者さんに関心をもつということを意識して心がけています。

翻って、勤務医のときにそういう発想があったかというと、そうとは言えず、どちらかというと人を診るというよりも疾患を診てしまって、患者さんとコミュニケーションを深く取れていなかった……と、自分自身の若気の至りでもありますが、今となっては申し訳なく、自省しているところでもあります。

また、開業医となり自分自身の診療の幅を広げるために掲げているモットーに、同じ耳鼻咽喉科領域のなかでも様々な治療の手段をもったクリニックでありたい、というものがあります。そこで、他の耳鼻咽喉科クリニックよりも多くの治療手段をもつことで治療に関する選択肢を広げ、患者さんと相談し、患者さんに治療手段を選んでいただけるようにしています。例えば、花粉症に対するレーザー治療や漢方薬治療であったり、上咽頭炎に対するＢスポット療法であったり、あるいは、積極的に中耳炎に対するチューブ手術を行うといったことです。

どの治療法が一番適切なのかは、一人ひとり異なりますし、ドクターが考えていることと患者さんが納得することとはまったく別物だと思うので、ドクターが勧め、かつ患者さん自身が納得する治療法を提供したいと思っています。

これらの治療法については、当院のホームページ（http://www.umeoka-cl.com/）上で詳しく解説しており、それを見た多くの患者さんが受診してくれるという状況もあります。このことは、大病院へ行くほどの重症ではないけれど、ご自分が抱えている疾患にお悩みで来られる患者さんが多いということだと考えています。

さて、ここからが時間管理に関することとなりますが、私の診療は9時～12時30分と15時～18時の二つのコマで動いています。基本的に私は診察開始直前の8時50分までにクリニックに来て朝礼に参加するようにしています。そこまでに診療の準備はスタッフがすべてしてくれています。つまり、開業当初には行っていたようなＰＣを開いたり、会計用のお金を準備することも、もちろんクリニックの鍵を開けることもありません。

そして診療時間の間は診察に集中し、午前の診察が終わったあとに打ち合わせを入れています。相手は取引先の銀行や、保険会社であったり、機械関係のメーカーであったり、あるいは開業医のコミュニティーＭＡＦのことであったりで、それらについて社外の方との打ち合わせの時間に充てているのです。

実は私は基本的に昼食は摂りません。朝もプロテインくらいなのですが、普段は昼食を摂らずに、1時間弱の打ち合わせ後、13時30分～14時には昼寝をするようにしています。このわずかな昼寝というのが自分自身の頭を再生するために非常に大切なことだと思っていて、とくに診療のある日には昼寝を欠かしたことがありません。

私のSNSを見てくださった方からは、しばしば「梅岡はいったいいつ寝てるんだ」と言われるくらい忙しくしているように思われているようですが、実際のところ自分は睡眠が足りないと日々の活動が全然できない人間なので、毎日7時間の睡眠と昼寝をしっかりとっているわけです。

診療に関しては、できるだけ患者さんにご自分の疾患について理解してもらい納得したうえで安心して治療してもらいたいと思っています。そこで、クラークをおいて患者さんと同じ目線で目と目を合わせて会話ができるようにしています。患者さんはドクターにはできない質問でもクラークにはしやすいようで、より安心感を与えることができると感じています。また、ファイリングシステムを用いて、耳や鼻の中の写真や所見をとって前回と比較し、治療によりどのように改善したかということを患者さんにお見せして、しっかりと説明していくようにしています。

なお、実際のクリニックの運営方法の具体策に関して興味がある方は『グレートクリニックを創ろう！』（中外医学社）という共著がありますので、そちらをご参照いただければと思います。

私は、時間管理を追究した結果、仕事上ではドクターにしかできないことに専念するということにフォーカスして動いています。そのため、診療中に私が患者さんと話した内容は、クラークが聞き取り、電子カルテに入力しています。つまり、所見・検査から薬剤の処方に至るまで、電子カルテへの記載はクラークが行っているのです。ただし薬剤の処方に関しては、多少クラークと私で考え方に差異が出ることがありますので、そこは私が最終的に確認して、微修正を行うようにしています。そうすることで、いわゆる診療のアイドリングタイム、つまり私が診察していない時間、診察室が動いていない時間を減らすことが可能になり、クリニックのボトルネックである診察室で動線が詰まるという状況をなるべく減らすという努力をしているわけです。

そして、診療の終了時間の午後6時になると、通常、私は現場を離れます。以前は、掃除が終わってからの終礼にも参加していたのですが、最近は理念を共有し、それを基に自主的に動いてくれるスタッフに終礼は任せています。終礼での議題は、例えば定期的に行っている患者さんアンケートの内容についてなどですが、スタッフたちで考えて議論して、対策を立ててくれる風土がすでに梅華会には育っています。

また、終礼終了後、2週間に1回の割合で、90分と時間を区切って5名の経営チームと経営ミーティングを開催しています。以前は経営ミーティングを行うのも不定期、時間も無制限だったのですが、議題も定まらず何となくただダラダラ長引いてしまうという状況だったことから、目的意識をはっきりもつために時間と頻度を決めてミーティングを行うようにしました。

それ以外にも経営チームとは、定期的に経営などに関して読んだ本をシェアしてその本をどのように法人で応用して実行するかを考えたり、外部セミナーに参加したときの復習会を食事をともにしながら行ったりしますが、基本的にはできるだけお付き合いの会食や飲み会、例えば取引業者さんなどとの会食は減らして、自宅に直行し家族との時間、愛する息子たちとの時間を大切に過ごしています。

私のこのような働き方が正しいのか、またすべての方に通じるのかどうかはわかりませんが、私は、限られた時間で何かをやり遂げるためには捨てることを考えないと物事が進まないと思っています。

その捨てるということを考えて、まず実行してみたのがTVを観るのをやめることでした。私は大阪生まれの大阪育ちで、熱狂的な阪神ファンで、現地で観戦をするのも大好きですがテレビ観戦も大好きでした。どれくらい好きかと言えば、〝放映されている阪神戦はすべて見たい〟というくらい好きだったのです。特に、浪人時代は勉強をするか阪神の試合を観ているかのどちらかというくらい入れ込んでいました。ただ、そういった時間が自分に本当に必要なのか、TVの野球観戦に3～4時間もの時間を使うことが本当に自分にとって良いものであるかと考えた結果、TVの野球観戦をやめるという決断をしたわけです。

また、付き合う人を絞るということも必要かと思います。目的のない付き合いや飲み会といったものが自分の人生においてやりたいことを圧迫してきているというふうに感じたために、付き合う人を絞るという手段を取りました。私は、本当は食べることが大好きなので飲み会に誘われたらいろいろなところに行きたいという性分ですが、何かを得ようとすると何かを捨てなければいけないという当たり前の事実に目を向けて行動してきました。

そのほか、私自身が自分で戒めているのがネットサーフィンです。ついついネットで本来の目的から逸れた内容に目移りしてしまい、特にスポーツ系の情報で○○選手が結婚したとか、○○選手が怪我をしたといった情報を昔はこまめに仕入れていたのですが、そういったものをシャットアウトするようにしました。あるいは、今でも新聞は読むのですが、折り込み広告に関しても、以前は不動産の物件情報や求人情報などをただ漫然と見てきていたのですが、それも何か目的があって見るのではないため、ただただボーッと見るようなことはやめようというふうに決めました。

このように何かを捨てることで、自分の生きたい人生に向かって自分自身の時間を有効に活用しようと考えているのです。

2 学びの時間

私は、組織の力はつまるところその組織のトップの力と同じと考えています。少なくとも、トップの力以上に組織の力がつくことはないでしょう。ですから、クリニックを成長・発展させ、患者さんに安心して通っていただくためには、院長が日々学び成長する必要があるわけです。そこで私は、医療法人梅華会という組織をよりよい組織とするために代診をお願いし、積極的に学びの場に出掛けています。クリニックの組織としての成長を考えた場合に、私が学びの時間をつくるために代診をお願いすることをよしと考えているからです。

２０１６年を振り返ると、合計29日、約1カ月を研修に当てていました。その研修の内容は、時間管理やコミュニケーションスキル、神経言語学など、いずれも経営やマネジメント、自己啓発に関するものです。**「教育は人生最大の配当をもたらす投資である」**とは、人材開発のスペシャリスト青木仁志氏の言葉です。３日間で20万～50万円と決して安価ではないそれらの研修ですが、そこから学んだものは何倍にもなって私や法人に戻ってきていると実感しています。

研修はそこで学ぶ内容ももちろんですが、高額な自己投資をしても成長しようという高い志をもった方々の集まる場であることがもっとも素晴らしく価値のあることだと思っています。志高い皆さんとの出会いが、確実に私の成長する糧となっていることを実感します。世界一のカリスマコーチと称されるコーチングのスペシャリストであるアンソニー・ロビンズ氏が言った**「近接さは力なり（proximity is power）」**を体験できる場が、そこにはあります。

3 趣味の時間

趣味であり学びでもあるのですが、読書は私にとってなくてはならないもの、生活の一部です。年間１５０冊は読むでしょうか。現在速読のスキルを学んでいますから、その技術を習熟すれば年間２００冊、いえ３００冊は読めるようになると思います。

読書好きが高じて本を書く楽しさにも目覚め、今、人生４冊目となるこの本に挑戦しています。本の出版は「日本一のモデルクリニックになる」という私の法人のビジョンに到達するためでもあるので、仕事と言えば仕事なのですが、未知の分野への挑戦は、最初はワクワク・ドキドキですし、何より拙著を通して今まで交流がなかった全国のドクターの方々とご縁ができて、私のクリニックを見学に来てくださるようなことに繋がるのですから、仕事と言うより趣味と言ってよいのかもしれません。思えば、これこそが私が求めているワーク・ライフ・インテグレーション、人生の統合なのではないかと思います。こういった自分の人生のミッションを基とした幸せや充実感をぜひとも皆さんに味わってほしいというのが、私の偽らざる想いです。

さて、もう一つの私の趣味は何といっても、マラソンやトライアスロンです。トライアスロン大会は年に3回、フルマラソン大会にも年に3回程度出場しています。また、2017年には、TeaTimeでご紹介したように7日間で砂漠を250㎞走るゴビ砂漠マラソンにも挑戦しました。

もちろん、このような耐久レースは、生半可な練習で出場できるものではありません。ランニングやスイミングのパーソナルコーチにつくだけでなく、1日24時間のすべてを無駄なく計画的に過ごし（実際にはまだまだですが……）、少しでも多くの時間をつくって練習してきたからできたことです。練習時間を確保するにはどのように時間配分すればいいのかを考えて考えて考え抜き、試行錯誤を繰り返してきたわけですが、最初は時間の使い方の達人をTTP（徹底的にパクる）しました。

そのなかで密かにわが師と思っているのは本田直之氏です。ご存知の方もいらっしゃるでしょうが、本田氏は日本とハワイのデュアルライフ（2地域居住）を満喫されている方で、ワインのソムリエであり、経営者であり、そしてトライアスリートでもあります。同じ人間であるのにこれだけ多くのことをこなしていらっしゃるのは、きっと何か秘訣があるに違いないと、本田氏の著書はすべて読破し、そこにヒントを見い出そうと試みました。

そして、本を読むなかで私が大きく興味を惹かれたのがトライアスロンです。以前から、マラソンは健康管理を兼ねて趣味として始めていたのですが、本田氏の著書を読んでトライアスロンにも挑戦しようと決心しました。

トライアスロンに挑戦してから知ったことですが、マクドナルドやベネッセで社長をされた原田泳幸氏、フランフラン社長の高島郁夫氏、ゼットン会長の稲本健一氏など、日本を代表する経営者のなかにはトライアスロンをされている方が驚くほど多くいらっしゃいます。一流の経営者として成功するためには強靭な精神力が必要だと思います。トライアスロンは、肉体的なタフさも必要ですが、それ以上に精神的タフさが求められます。例えばスイムで相手のキックが頭にぶつかったり、泳いでいるときに後ろから乗られて溺れそうになったり、あるいは女性のスイマーに軽々と抜かれたり……といったことがあります。バイクでも、風圧を避けるために腰を曲げて前かがみになって乗っていると腰から背中がすごく痛くなって、やっている最中に「なんでおれはこんなことやっているんだろう、もうやめてしまおうかな」と思うことは毎回何度もあります。

ですから、それに打ち勝つ精神力を養う、そんなところに皆さんがトライアスロンに挑戦されている理由があるのかもしれません。私も精神力を培うためにトライアスロンに挑戦していると思っています。それに備えた練習を続けているうちに体力もついてきました。自然についた体力のおかげで、普段の生活自体もエネルギッシュに送ることができるようになったと感じています。

私は、アメリカ出身の経営コンサルタントであるジェームス・スキナー氏がおっしゃる健康の定義が好きです。**「健康とは、病気でないということではなく、エネルギー豊かに生きることである」**という定義です。私も自分のもつエネルギーを高め、もてる力を出し切れる環境で、公私ともに充実した生活を送りたいと考えています。

4 家族との時間

お陰様で開業したあとに、私は3人の子どもに恵まれました。3人とも天真爛漫、わんぱくで元気な男の子です。平日はどうしても仕事中心の生活ですが、年2回の約1週間をかけた家族旅行は、私の行動計画に優先的に入れてありますし、小さな国内旅行なら毎月のように家族で楽しんでいます。

自分が組織のトップになって、1年間の行動計画を自分で立てることができるようになったからこそ、時間をうまくやりくりすることでこのような時間がもてているのだとも思います。

私は1年間の行動計画を作成するときは、まずやらなければならないことを公私の区別なくリストアップします。そして、例えば、ある月の週末がすべてセミナーや講演会で埋まってしまうとわかれば、その前月あるいは翌月は家族との時間を優先させるようにしてバランスを取っています。

家族との時間は行ったことのない街に旅行することが多いのですが、私は、行ったことがない街に行ったり、経験したことがないことにチャレンジするのが大好きです。また、普段の環境から離れて今の生活を俯瞰することで、自分の視野が広がると考えています。そして何より、今の年齢のわが子とは今しか接することはできないのです。妻と一緒に無邪気な子どもたちと遊んだり、子どもの成長を感じる時間が大好きで、何物にも代えがたい掛け替えのないものだと感じています。

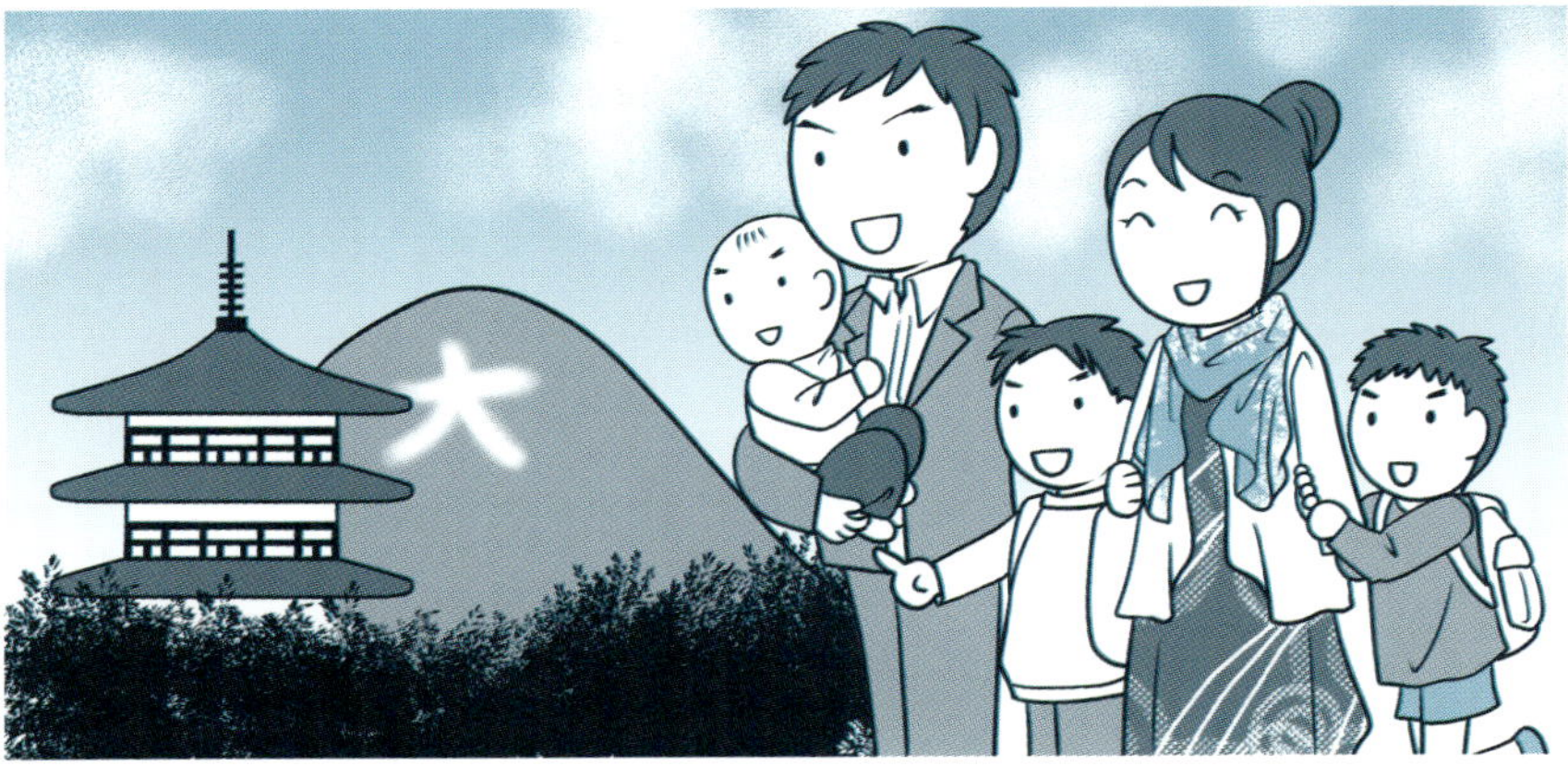

2 打ち砕かれたプライドと時間への目覚め

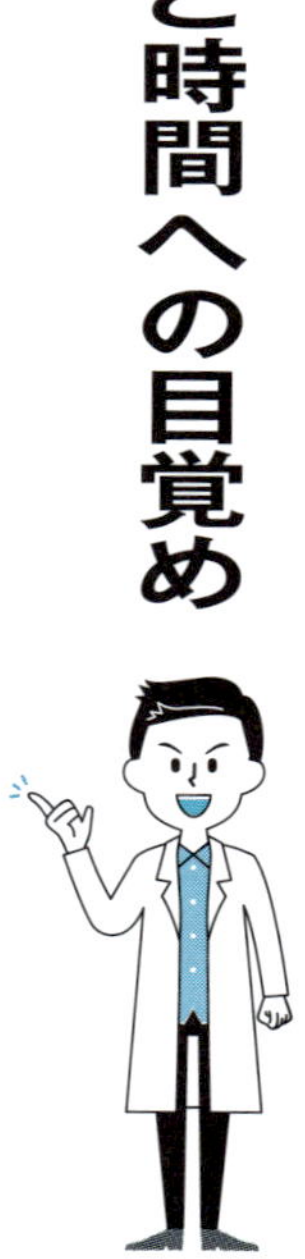

私は開業して間もない頃、一足先に起業した弟に誘われて、中小企業経済同友会という地域の中小企業の経営者の集まりに参加しました。その会では、経営に関して著名な講師をお招きして講演を伺ったり、グループに分かれてお互いの意見を出し合い話し合うことで何かしらの学びを得るためのグループセッションなどを行いました。そこに集まる経営者は一口に中小企業のトップといっても、個人事業主として本当に一人で事業を行っている方から、ガバナンスを整えて東京にまで進出している企業の代表の方まで様々でした。

私はその会に、少し緊張しながらもドクターであるという一種のプライドをもって参加したのですが、そのプライドは見事に打ち砕かれることとなりました。そこで耳にしたＢＳ（貸借対照表）やＰＬ（損益計算書）といった会計用語、人事マネジメント、人事考課などの経営用語をそれまで聞いたことがなかったからです。さらに、グループセッションで話題になった、組織の評価制度、スタッフと1対1での面談、リーダー制度、スタッフへの教育システムなど、他の経営者が当然のように話しているものが、私のクリニックにはどれもない、それどころか、私はそれらを考えたことさえない状態でしたから、それはもう衝撃の連続でした。

当時、私のクリニックにあったのは、開業コンサルタントさんからいただいたスタッフの入退職の際に使用する文書のフォーマットと5つの医療理念くらいで、業務に関する決まりごとなど何もなく、あとは、そこで働く人の感覚だけで、何となく組織は動いていました。

私は、その日を休診にするという一大決心で中小企業経済同友会に参加したのですが、そこに居るほとんどの方から、トップが居なくても会社の業務は通常どおり回っていると聞かされました。そこに参加する方の企業は、従業員の役割分担がしっかりと確立され、たとえトップが現場を離れることがあっても、業務を行える仕組みがあるというのです。逆に、その仕組みがあるから、中小企業は存続し得ると聞きました。

その時点での私は、患者を診ることはドクターである私にしかできないのだから、私がクリニックを空けることは、クリニックを休みにすることとイコールと思っていたのですが、そこに集まっていた中小企業の経営者の方たちは、トップが居ないという理由でいちいち会社を休業にするようでは、会社として成り立たないと言います。

思い返せば、私の父はまさに中小企業のワンマン社長で、従業員がコロコロと入れ替わり右腕となる人物が育たず、業績は伸び悩んでいました。何かできることはないかともがき苦しむ父を、幼い頃から見ていました。そして、昔ながらのトップダウン型のやり方が染みついている父自身が変わらなければならないことや、組織づくりの大切さを幼いなりに感じていたはずなのですが、クリニックを開業したての私は、知らず知らず父に近いやり方でクリニックを運営していました。

一方、私の弟は、高校から渡米し海外での生活が永く、ニュージーランドで私より一足先に起業していましたが、順調に事業を拡大し、当時すでにトップが居なくても回るシステムを構築して、彼が日本に一時帰国しても現場の業務に支障がないまでになっていました。その弟と参加した中小企業経済同友会で受けた私にとって衝撃の内容は、弟にとっては当たり前のことだったのです。

参加するまでは、家族との時間がなくなるほど頑張らなくても生活に支障のない程度の収入が維持でき、ドクターとして地域の皆さんに医療を提供できればいいのかなぁ……などと考えていたのですが、こうした私の考えでは基準が低いと感じました。私は何を基準にして、どういう思いで今までのこの人生を送ってきたのだろうと見つめ直したのです。実際にプレイングマネージャーとして活躍している周りにいらっしゃる社長さん方を見るにつけ、自分の基準をもっと高められる、もっとやることがある、そして、それを通して自分自身にも改善できる手段があると感じるようになりました。自分や家族だけでなく、ともに働くスタッフや来院してくださる患者さんのためにも、クリニックという組織のレベルアップをしなければならないと思ったのです。そして、少しずつ経営に関する学びの時間をつくる努力をし、まさに孤軍奮闘していたのですが、そんな私にさらに大きな転機が訪れます。

私はもともと飽き性で、一つのことが軌道に乗るとすぐに次の何かをしたくなる性分でもあります。開院したクリニックの経営が軌道に乗ってきて借入金の返済も目途が立ち、平凡な毎日に少し物足りなさを感じ始めた頃、近辺に分院を開院したらどうかという話がもち上がり、私はあまりリスクも考えずに、分院開設を決め行動に移してしまいました。今になって思えば、あの時の分院開設が失敗していれば、今の生活も今の自分もなかったわけで、当時のスタッフ、そして分院の南野院長には本当に感謝しています。

話を戻しますと、こうして分院を開院した結果、私の孤軍奮闘では回らないほど多忙になり、まさにおしりに火がついた状態になりました。このときが、私が初めて時間の捻出を真剣に考えたときだったと思います。

それまでは、給与は全員に手渡し、中小企業経済同友会で教えてもらったスタッフ全員との面談も1対1で行っていましたし、月曜日から土曜日まで診療がみっちり入っていました。平日に終わらない仕事は休日を使って行っていました。しかし、分院を開設するとなると抱えるスタッフは20名以上になり、チェックしなければならないレセプトも単純に考えれば2倍です。今までどおりのやり方では回らなくなったのです。

そこで、まず最初に行ったのは、診療方針を十分に擦り合わせたうえで、水曜日の診療を代診の先生にお願いするということでした。そして、空いた水曜日をマネジメント業務に充てることにしたのです。その水曜日が私の気持ちの突破口となって、仕組みやマニュアルをつくったうえで、徐々にスタッフに業務を下ろしたり、権限を委譲していくことができるようになりました。

こうして私から離れていった業務は徐々に増え、現在では自分が法人の経営者、マネージャーとしての仕事に集中できるようになりました。常にワーク・ライフ・インテグレーションを考え、趣味やかけがえのない家族との時間ももてるようになりました。

とはいえ、一つのことが軌道に乗ると次のことを始めたくなる性格は変わっていません。次は開業医コミュニティーの運営や書籍の出版と、まだまだ私は走り続けています。

～トライアスロン～

私がトライアスロンを始めたきっかけは、作家の本田直之氏に対する憧れです。本田氏が書かれた『レバレッジ』シリーズを読んで、彼が日本とハワイを往復するデュアルライフを楽しまれながら、ワインのソムリエであり、トライアスリートでもあると知って、まさしく文武両道を地で生きている方なのだなぁ……と感動したのを覚えています。それまでの私のなかでのトライアスリートのイメージは、筋肉隆々で、プロテインを飲みながら筋トレばかりのストイックな毎日を送っている人というものだったのですが、本田氏からは、遊びも食べることも、もちろん運動することも大好きで、すべてに対して積極的に前向きに楽しみ、その時そのときご自分のしたいことに全力を尽くしていらっしゃる方という印象を受けました。

本田氏の本に出合ったことがきっかけで、今までの運動習慣を改革し、トライアスロンに挑戦しようと考えたのが2014年のことです。

当時、ランニングこそしていましたが、スイミングに関しては学生時代から遠ざかることウン十年。自分が泳ぐということに対しては、かなりネガティブなイメージをもっていたと思います。なぜなら、泳げるには泳げましたが、息継ぎもうまくできている感じがしなかったし、50ｍくらい泳ぐと肩で息をするほどしんどい状態だったからです。トライアスロンのオリンピックディスタンスとなると1・5㎞泳ぐことになるのですが、自分がそのような長距離を泳ぐというイメージが、自分のなかでまったく湧かなかったのです。

しかし、憧れの本田氏に一歩でも近づきたいと思った私は、まず、コーチにつき、トータル・イマージョン・スイミングというトライアスロン用に楽に泳げる泳法を身につけようと思いました。そこからは定期的に近所の市営プールで、スイミングのパーソナルレッスンを受けて少しずつ泳力を鍛えていきました。トライアスロンは、自分では不可能と思っていたことへの新たなる挑戦でした。それを克服できた今では、トライアスロンは私にとっての夏の恒例イベントとなり、年3回は大会に参加しています。
　また、トライアスロンは、スイム・ラン・バイクと使う筋肉が異なるので、マラソンより体のいろいろな筋肉に負荷がかかります。かつては鉄人レースといわれていたトライアスロンは、持久系の有酸素運動であることから、生涯スポーツとして推薦されているほどです。私は今後もトライアスロン参加を継続していきたいですし、一緒に参加する仲間を募って、もっともっと楽しんでいきたいと思っています。

　そして、スタッフに対しても新しいことに挑戦することを通して人生を豊かにしてほしいと思っています。それがトライアスロンである必要はまったくありません。新しい資格を取るでも、自分自身の体調をコントロールするためにウォーキングを始めることなどでも、そういった新しいことに挑戦してほしいと思っているのです。いわゆる何かを、例えばブランドものを買って満足したり、物を消費したりするだけでなく、体験を消費することを通して人生にとっての忘れられない経験を大事にしていってほしいという気持ちがあるのです。そのためには、トップである私自身が、法人としてもそうですし、個人としてでも新しいことに挑戦し続けたいと考えています。

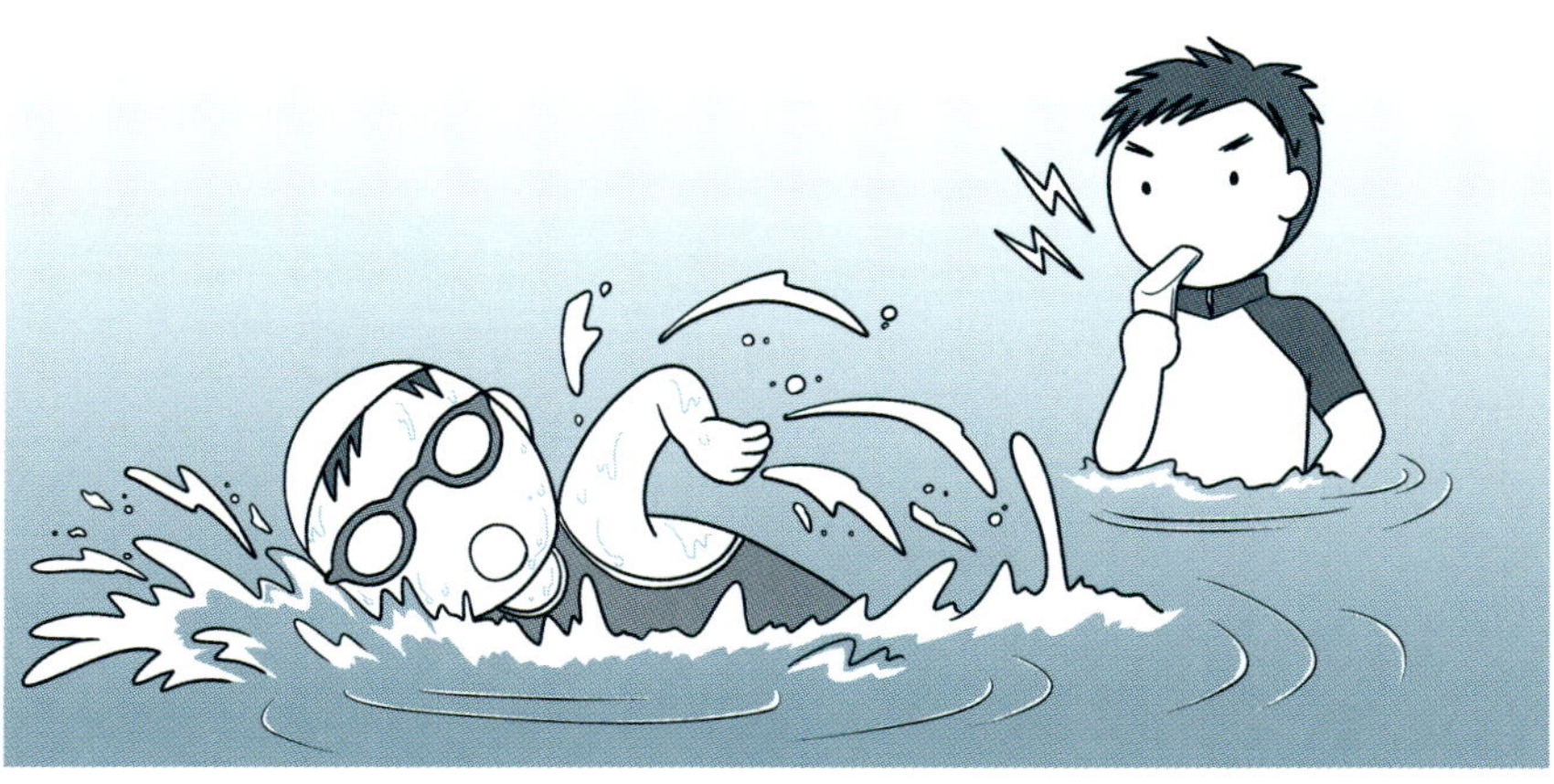

Chapter 2

働き方改革開始

―時間管理への取組み―

前章で、私が時間管理に目覚めるに至った経緯を書きましたが、この章では私がどのように時間をつくっていったか、どのようにスタッフに権限を委譲していったか、その方法を具体的にお伝えしたいと思います。

40歳を過ぎた私がこれまでの自分を振り返ったとき、時間の大切さを感じ取れるようになったのは、まだここ数年のことだと思います。そして、年齢を重ねるにつれて、その時間の大切さがより身に染みてきていると思わざるを得ません。

私の3人の息子たちは毎日活発に、元気いっぱいに遊んでいます。そんな彼らを見て思うのは、時間という概念をまったく意識していないな……ということです。子どもはそれが当然なのでしょうが、大人になってからも、物事に追われることがなく時間的余裕のあるうちは、あまり時間というものを意識していないのではないでしょうか。時間とは、仕事をもち、徐々に責任ある立場となり、やるべきこと、やりたいことがどんどん増えてくるにつれて、自分のスケジューリングについて考えざるを得なくなったときにようやく意識し、大切さが身に染みてくるものなのだと思います。

私自身も大学生になった頃でさえ、時間は永遠にあるもののように捉えていたように思います。と言いますか、時間について意識することはなかった、と言うほうが正確でしょう。医学生であり、人の生死と向き合う機会が同年代のほかの人と比べて多かったにもかかわらず、自分自身は、何をしても、どのようにしていても、常に体力充分、元気で衰え知らずで通せましたから、限られた時間というものを自分のこととして捉えることができなかったのだと思います。大学1年のときにあった毎週の哲学の授業では、死生観について学んでいたようにも記憶していますが、テニスサークルに入って毎日テニスボールを追いかけ楽しい大学生活を過ごすなかでは、人の死や人の限られた時間に思いをはせることは残念ながらほぼありませんでした。

そしてそのテニスに関しても、その頃は、いわゆる勝利を収める〝強いテニス〟と見栄えが良い〝上手いテニス〟の区別ができておらず、「勝ちたい＝強いテニス」を目指していたはずなのに、ときとして上手いテニスに心移りしてしまうこともあったように思います。だからテニスを通して人一倍練習したという自負はあるものの、目標設定が曖昧のまま、ただただ練習に時間を費やしていた結果、強いテニスという意味ではなかなか成績を上げられなかったのだと思います。

また、医学部を卒業し研修医を終了したあとも、1年365日、毎日病院に出勤し、深夜遅くまで働いていましたが、決して生産性が高いとは言えない仕事をしていたように思います。手術を終えて22時を過ぎてからの病棟の回診待ち、医局のなかに顕然とあった上長の仕事が終わるまでの待機……、私はそうした空き時間を医局内で同僚や先輩と雑談したり、パソコンをいじったりして過ごしていました。

また、自分の好きな読書であっても、読書の目標や目的が明確でなかったので、ただ、好きな本だけ読んでいました。また、飲み会に誘われたときは、時間が許せば二つ返事で参加していましたので、若き日は9連チャンで飲みに行って、肝臓に痛みを感じたようなことも経験しました。実際のところ肝臓に痛みの神経があるわけではないので、そう感じただけですが、飲みすぎて次の日は二日酔いのフラフラ状態で、診療に差し障るのではないかと思われるほどのことさえありました。

今にして思えば、こういったことも自分自身の時間の使い方に関して大いに反省せざるを得ないことです。しかし、このような無駄とも思える時間の使い方を経験したからこそ、今現在の私は、時間の使い方というものに対してより鋭敏になり、目標意識をもって管理していこうという意識が人一倍強くなったのかもしれません。

時間の使い方に目覚めたのは、先ほどもお話したとおり開業して分院を設立する頃からでした。分院の設立に向けて動いていたときは、クリニックの院長として診療をしながら、その傍らで、分院設立のための業者さんと折衝、医療機器導入の検討、内装の図面の設計、法人の定款変更、市役所に届ける書類の作成……などなど多くの案件を抱えました。細かくはテレビの取り付け金具を発注するのに、少しでも安いものを見つけようとネット

時間管理のマトリックス

	緊急	緊急ではない
重要	**第１領域（問題・課題の領域）** ・締め切りのある仕事、会議 ・クレーム処理 ・壊れた機械類の修理 ・災害や危機 ・病気や事故	**第２領域（質の高い領域）** ・必要な人とのラポールの形成 ・将来に向けた準備や計画 ・リスクの予防や対策 ・価値観の明確化 ・勉強や自己啓発 ・本当の意味でのレクリエーション
重要ではない	**第３領域（見せかけの領域）** ・重要でない電話 ・重要でない会議 ・重要でない差し迫った問題 ・突然の来訪 ・無意味な接待や付き合い ・さまざまな妨害や邪魔	**第４領域（無駄な領域）** ・暇つぶしの雑談 ・見せかけの仕事 ・とりとめのない長電話 ・目的のないテレビ視聴 ・何もしない移動時間 ・何もしない待ち時間

で検索するようなことまで自分でやっていました。当時の私には人に任せるという考えがあまりなく、何でも自分でやる癖があったのです。

一般的なクリニックの院長先生のなかにも、なまじ何でもできてしまうがゆえに、小口現金の管理から銀行への入金作業、レセプトチェック、在庫管理……等々、管理者でなくてもできる雑多なことまですべて自分でやってしまい、院長にしかできない、本質的に院長のすべきことだけに注力することができずにいる方が多いように見受けられます。

私は、複数の分院をまとめるようになってから、院長がスタッフに任せるべき仕事はたくさんあると、より強く感じるようになりました。そんな折、著述家・評論家として有名な勝間和代氏が、ある本のなかで、時間管理のマトリックスを紹介しているのを目にし、衝撃を受けました。時間管理のマトリックスとは、重要度と緊急度をマトリックスとして上図のように第1から第4の領域に分け、いかにして第2領域を捻出するかによって業績が上がるというロジックなのですが、自分の行うことはいかに第3、第4領域が多いのかということに愕然としました。

「時は金なり」とは、アメリカ合衆国建国の父の一人、ベンジャミン・フランクリンの言葉ですが、アメリカの経営コンサルタント、ジェームス・スキナー氏の**「時は金以上なり」**という言葉はまさにそのとおりであると実感しています。残念ながらお金で時間を買うことはできません。それくらい大切なものが時間であり、人生そのものなのです。時間がないと感じていた私の24時間の使い方を見つめ直したとき、時間がないのではなく、単に自分の時間を、自分が大切にする価値観のコンパスを基に使っていなかっただけだったと気付きました。自分のやりたいこと、本当に自分の成し遂げたいことにそって限られた時間を配分するという意識がなかった、その点が当時の自分の時間管理における未熟な点であったのです。

そしてまた、プロローグでも少し紹介しましたが、スティーブン・R・コヴィー博士の『七つの習慣』で、コヴィー博士はスケジューリングをバケツに石を入れる例えを使って説明されていました。バケツの中に石を入れるときには、まず大きな石から入れ、それから小さな石を入れないと、たくさんの石をバケツの中に入れることはできません。先に小さな石を入れてしまうと、大きな石は全部入りきらなくなります。スケジュール管理はまさしくこれと同じで、大きな石つまり重要で時間のかかることを優先しないと限られた時間のなかでは、たくさんの仕事はできなくなってしまうということです。

当時の私にとっての大きな石は、健康管理であったり、将来のクリニックのビジョンを練る時間であったり、家族との時間であり、逆にさほど重要でない、つまり小さな石は、お付き合いだけの飲み会であったり、ネットサーフィンであったわけです。この大きな石、小さな石が何かは、一人ひとり異なるし、その時そのときで異なると思いますが、「大きな石＝塊」であり、時間としてしっかりとまとめて確保する必要があるということの象徴でもあると思っています。

私のことで例えれば、1日のなかでの1時間ということはそれほど大きな石ではなく、3日間の休みを取って研修に行くことや1週間の休みを取って海外へ家族旅行に行くこと、あるいは1週間の休みを取って海外のマラソンレースに出ること、そういったことがいわゆる大きな石であり、事前に時間をブロッキングしておかないと到底達成できないものです。私は、大きな石のために事前に時間をブロックすることによって、様々な目標を達成することができました。

時間をブロックすることは、尊敬する本田直之氏の著書から学んだことです。本田氏の本をすべて読んでイメージできたことは、時間を大切にしていることはもちろんですが、先々までしっかり見通し、自分のビジョンに基づいて自分のやりたいことを明確にしてスケジュールを立てているということです。そして、常に時間の価値というものを意識して行動されていて、移動中でも常にスマホを使って必要なメールへの返信をするなど隙間時間をカッチリと埋め、トライアスロンのためにはドカンと時間を空ける……つまり、この時の本田氏にとって、トライアスロンが大きな石、移動時間で片づけられるメールの返信は小さな石であったわけです。

本田氏に学んだ私は、まず、小さな石ともならないもの、つまり私にとって緊急度もなく、重要度も低いと考えたものをどんどんやめていきました。例えば、テレビを観るのをやめました。以前は野球、特に阪神タイガースの大ファンで、帰宅したら習慣的にテレビのスイッチを入れて試合終了まで野球中継を観、家族との時間は気もそぞろになってしまっていたように思います。また、お笑いのバラエティー番組も録画するくらい大好きだったのですが、自分の大切な価値観を基に何が本当にやりたいことなのかと自問自答した結果、観るのをやめました。ただし、「ガイアの夜明け」「情熱大陸」の2本だけは私に多くのエネルギーを与え、やる気を喚起してくれるので、今でも観たいと思っています。ですから、時々、友人に録画を頼んで空き時間に観ることもあります。

また、インターネットサーフィンもやめました。テレビ観戦をやめたあとも、野球少年で甲子園にもよく通っていたほど阪神ファンの私は、どうしても阪神の選手情報を拾いたくて、試合後の選手のコメントや活躍した場面の動画をユーチューブで検索してしまったり、あるいは野球評論家のコメントを聞きたかったり、はたまたネット上の意見まで収集するようになったりと、ネットサーフィンに膨大な時間を取られてしまっていたのです。

このような緊急でもなく、重要でもない第４領域の行動をやめることによって自分自身の時間の使い方が大幅に改善されたように感じています。そして現在では、週末に定期的に家族そろって水族館や動物園に行ったり、あるいは夫婦で映画を観に行くなど、私にとっての大きな石である家族との時間は半年先まで予定をブロックしています。仮に夫婦で映画を観に行くとなった場合、その日は子どもたちの面倒を誰かに見てもらわなければなりません。その場合は近くに住む母に頼むことが多く、事前にお願いしておくという準備が必要となります。このように半年先まで予定をブロックすると、必要な事前準備も見えてきます。そして秘書とグーグルカレンダーを共有し、私のブロックした時間には秘書にアポを入れないようにお願いしておくことで、時間のブロッキングは非常に効果性の高いものになってきます。

私の時間に対する強い意識は様々なセミナーと本田氏の本を通して学んだのですが、ほかに、近くにいて成果を出している人の時間の使い方を学んでみるのも良い方法ではないかと思います。自分よりステージの上の人、あるいは自分より何かしら成果を出している人の時間の使い方には、必ず何か学ぶものがあると私は考えています。ですから、そのような人から直接話が聞けるのであればそれに越したことはありませんが、その人の著した本や開講しているセミナーから学ぶことでもよいと思います。

かくいう私自身も道半ばですので、これからさらに時間の使い方に対する意識を強くもちブラッシュアップして、いっそう最小限の時間で最大の成果を上げられるような人になり、そして、私の法人、梅華会も最小限の時間で最大の成果を上げられる生産性の高い組織にしたいと思っています。

続いて、時間管理に目覚めた私の当時の改善方法をご紹介します。

1 自分のなかの意識を改革する

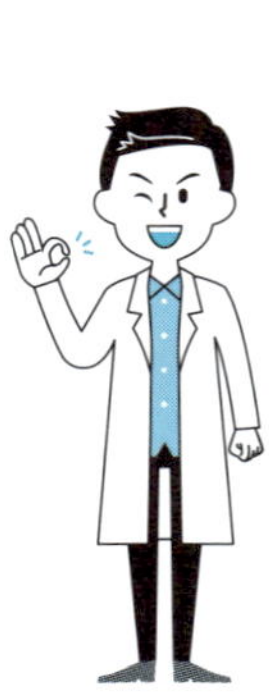

分院を開設したときに、今までのように何から何まで自分一人でする方法ではにっちもさっちもいかなくなり、初めて時間の管理というものを意識した私ですが、もし分院を開設しなければ、いまだに時間の大切さに気付かず、毎日、診療とクリニック運営の雑務に追われていたのかもしれません。少なくとも、こうやって本を書いていることはなかったと思います。

分院を開設して「ああ、このままでは回らない」と思ったとき、ふと頭に浮かんだことがあります。開業医が分院をもつという事例はあまりないけれど、歯科医院や他業種の企業であれば、分院や事業所を複数もつのはよくあることなのではないだろうか……。他業界でできていることがクリニックではできないということはないはず、それができないのなら、クリニックあるいは私に欠けている何かがあるに違いない……と。

そして、その何かを血眼になって探し改善し続けた結果、今に至るわけなのですが、一言でその何かを言えば、当時自分なりに考えて良かれと思っていたけれど、実は時間の使い方をよく知らなかったということです。

仕事が回らなくなった原因は誰のせいでもなく自分のせいでした。自分でしたことなのだから、自分で責任を取ることを覚悟しました。そして、まず何が足りないのかを真剣に考えないと、どんなに優れた取組みや仕組みを取り入れたところで、変化は起きないだろうと思いました。

開業医であろうと勤務医であろうと、ドクターは組織のヒエラルキーの頂点、あるいはそれに準ずるポジションにいるのではないかと思います。しかし、私の経験でいえば、そういったポジションにいると周りから指摘や忠告を受けることが少ないのではないでしょうか。ドクターという肩書きが付くだけで周囲からもち上げられることもしばしばありましたし、自分ではそれに対して戒めの気持ちをもっていたつもりでいましたが、知らず知らずのうちに周囲の意見を聞き入れにくい自分になっていたのかもしれません。

私が、初めて参加したセミナーは「七つの習慣セミナー」だったのですが、今思えば講師に失礼なくらいふんぞり返って話半分にしか聞いていなかったように思っています。それは、自分は今まで学業を通してそれなりに成果があったという余計なプライドがそうさせたのかもしれないですし、開業してそれなりに自立できる環境になって学ばせていただくという素直さ・謙虚さがまったく足りなかったからなのではないかとも思っています。そういう自分でしたから、周りの方と接するときも少し自分から距離を置いてしまったり、あるいは自分のポジションを高く保とうとして要らぬ虚勢をはってしまっていたのではないかと思います。そうなってしまった私は、人の意見をシェアされたときにも素直に受け入れられずに、いや、もっとこのほうがいい、自分のほうがもっと成果を出しているから……という言い訳の谷に落ちていたのではないかと、今改めて振り返ってみるとお恥ずかしい限りです。

しかし、受講しているうちに、時間の使い方であれ、ほかのことであれ、自分が間違っていたり、自分で思い描く結果が得られないのであれば、自分の間違いを認めるところからすべてが始まるということを強く感じました。今まで院長である私は、スタッフから意見をもらうほど未熟な人間ではないと思ったり、スタッフが手伝ってくれると手を挙げてくれたのに、自分でするほうが早い、あるいは一番正しいと思って断っていたのです。そのような、〝自分が一番〟という潜在意識の改革をし、周りの意見に耳を傾け、手伝ってもらえることはお願いする……それが、私が今の生活を手に入れた第一歩だったと確信しています。

そして、それを確信したのは、約5年ほど前のクリニックでのミーティング中の出来事でした。患者さんからのご指摘、お声に基づいてみんなで話し合いをしていた最中のことです。自分としては、ベストな対策はこれだということを信じて頭の中で描いていたのですが、あるスタッフから自分の考えをしのぐような心配りのある対応が提案されたのです。このときに、自分はまだまだ患者さんのことを考えきれていないな……と強く思ったのを鮮明に覚えています。その時話題にのぼっていた内容は、患者さんからお預かりしたまま返却し忘れた保険証をどのようにしてお返しするかについてだったのですが、患者さんからすると返してくれなかったという思いが強く、クリニックにやや怒りのこもったご指摘のお電話をいただいたのです。私は確かに返さなかったこちらも悪いけれど、返されなかったことに気付かなかった先方にも少しは非があるのではないかというくらいに考えて、その保険証を患者さんに取りに来てもらえばいいのではないかと安直に考えていたのですが、スタッフは、やはり私たちが責任をもってその方のご自宅まで持って行くべきだ、その心遣い・配慮こそが我々クリニックとして目指すべき方向ではないか……と熱く語りました。自分自身の気持ち、思い入れの浅はかさを深く反省した瞬間でした。また、スタッフの可能性に満ちた考えに共感したことが、私が周囲の意見に耳を傾け、スタッフに仕事を任せるきっかけにもなったと思います。

2 スタッフへクリニックの理念を浸透させる

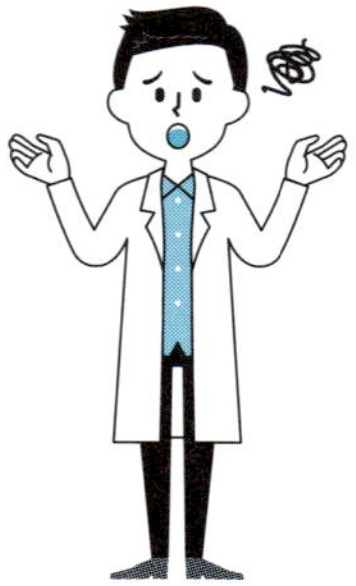

クリニックの理念の浸透が自分の時間の管理に関わると思った理由は、同じことを繰り返し繰り返し何度も言

わなくても済むようになれば、その時間が節約できると気付いたからです。つまり、トップとしてスタッフにお願いや指示をするときに、理念を浸透させることで相手に理解してもらいやすくなると考えたのです。

そこで、理念の浸透のために、まずは、スタッフ募集の際に募集要項にクリニックの理念をはっきり示し、共感してくれ、それでも就職したいと思ってくれる人材を採用することにしました。さらに、採用したスタッフには、その理念を入職時の研修の場だけでなく、事あるごとに繰り返し繰り返し様々な場面で伝えています。

繰り返し伝える場を具体的に挙げると、例えば毎日行っている朝礼や、全体のミーティングの時間です。さらには、私のみならず、私の理念を理解し、共感してくれているスタッフからも切り口を変えて伝えてもらっています。このように、様々な角度から伝え続けるということが大事だと考えます。

伝える際のポイントとしては、伝える側がもうくどいのではないか、相手はこんなこともう知っているのではないかと感じるくらいでも、さらにそれを続けることだと思います。伝えたいことは、なかなか1回では理解されないし、わかってもらえないものです。ですから、相手がわかっているだろうからいいやではなく、相手がもうしつこいな、また同じ話かと思うくらい続けることが大事だと思っています。

私も以前はスタッフを前に長時間話をすることがまったくできませんでした。5分話すことさえも苦痛だったのです。最近では私からの想いを伝える会を、ホテルで会場を貸し切って年に1回開催していますが、この場で与えられた3時間ですら、なかなか自分の想いが伝えきれないと感じているほどです。このように感じ、考えることができるようになったのも、自分の理念、ミッション・ビジョン・バリューを心底考えて、そこに向き合って、その理念がスタッフに浸透するために、そして自分の想いが伝わるためにはどうすればいいのかをいろいろ考えていく……そういったことを続ける作業を通して、より自分の頭の中が整理できて、相手に話せるようになってきたのではないかと思っています。

このようにしてしだいにスタッフに理念が浸透してきたおかげで、私からのお願いや指示が理解してもらいやすくなり、業務の進捗にスピード感が出るようになりました。

また、看護師や医療事務スタッフといった通常クリニックで採用する人材ばかりでなく、事務長、マネージャーなど、人事管理や労務管理、クリニックの運営に関する仕事をするスタッフも雇用し、クリニックの理念を浸透させました。私の経営に関する考えを伝え、権限委譲するには、直接診療には関わらないけれど、彼らの存在が不可欠だと思っています。

3 スタッフを教育して仕事を任せる

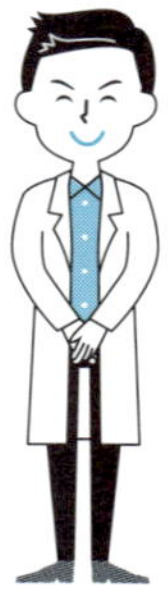

我々ドクターは、何から何まで自分で考え自分で行動することが習慣になっていて、人に任せることに慣れていないのではないでしょうか。開業を志してからの準備段階でも開業してからも、すべての計画を自分で組み立て、実行して、それで、ほぼすべてが賄えてしまっているというのが、実情なのではないかと思います。そして、それらの業務にあまりに追われる毎日を過ごしているので、何かの業務をスタッフに任せようかな……という考えが頭をかすめても、そのためにはスタッフに仕事を教えなければならないし、スタッフが覚えるのにいつまでかかるかわからないし、その時間がもったいない……と、こんな思考回路になってしまっているのではないかと思います。
開業当時の私の思考回路も同様でした。しかし、実は、その時点でもったいないと思われた教育の時間が、スタッフが仕事をマスターしてくれたあとは、莫大なる時間を私に提供してくれたのです。たとえスタッフがする

仕事が自分でするほど完璧でなくても、おおかた満足できるのであれば、得られる成果に大差はないと私は感じています。

例えば、私がスタッフに任せた仕事の一つに人材紹介会社との折衝があります。比較的スタッフの入退職の多いクリニックにとって、リクルートは肝となる業務の一つと言えます。クリニックは、ドクターや看護師、医療事務スタッフの採用に、しばしば人材紹介会社を利用すると思います。そして、その会社の担当者との信頼関係がうまく築けていれば、良い人材を紹介してもらえる確率が高くなります。そのためにはお会いしてこちらの意向をしっかり伝える必要がありますが、それは本当にトップである院長自身がしなくてはならないことなのかと考えたとき、そうではないという答えが出ました。院長が診療をしている時間に人事担当スタッフが人材紹介会社の担当者とお会いして、こちらの意向を明確に先方に伝えることができれば十分であると思えたのです。人材紹介会社の担当者にとっても診療後や休日といった時間外勤務をしなくてよいほうが嬉しいのではないかとも思いました。

そこで、まず、法人の理念を浸透させると同時にどのような人材に入職してほしいのかなどを人事担当スタッフに明確に伝えて理解してもらうといった事前準備を周到に行いました。院長が診療していても人事担当スタッフがすべてを行ってくれるという仕組みを間違いなくつくれれば、その業務に関しては権限委譲ができると考えたのです。人事担当スタッフが私の考えを共有し、私と同じ目線で行動してくれるなら、人材紹介会社の担当者との打ち合わせだけでなく採用試験や面接も、理事長である私が昼休みや診療終了後、はたまた休日を返上して行わなくても、診療中にスタッフが行ってくれることで、ほぼ満足のいく結果が得られると考えたのです。新しく入ったスタッフに対する教育も同様に、教育に関するマニュアルをつくって教育担当スタッフが行うような仕組みをつくりました。

権限委譲について、かの有名なピーター・ドラッカー氏は**「ミッション・ビジョン・バリューの決定以外のす**

べてはアウトソースできる」と言っています。その考えからすれば、クリニックにおいては診療さえもアウトソースできるということになります。実際、ＴeaＴimeでも述べましたが２０１７年、私はゴビ砂漠マラソンに出場しました。このマラソンへの参加は約10日間クリニックを空けるという、未だかつてない冒険でした。しかも、中国とモンゴルの国境地帯の山奥にあるゴビ砂漠にはネット環境などもちろんありませんから、日本とまったく連絡できない状態でした。それでも、帰国してみれば、前月よりも売り上げが伸びていたという、嬉しいような悲しいような事実があります。医者という立場を考えれば少し寂しい気もしますが、スタッフに任せる業務が増えれば増えるほど、経営者としての時間や家族との時間が増えるということは確信できました。

権限委譲に関して、私が参考にした書籍は、アメリカの自己訓練戦略家、ロリー・バーデン氏が書いた『時間投資思考』（ダイレクト出版）です。ここには、今まで自分がやっていた仕事を他の人に任せる時は、**「30対1ルールを念頭に置いて行えばうまくいく」**という、権限委譲の一つの手法が書かれています。

具体例を紹介します。毎日自分で5分かけて行っていた仕事があったとします。それを誰かに引き継ぐために教える場合、5分の30倍の１５０分、2時間半をかけて教育するとほぼ任せられるようになるということが経験上証明されているそうです。それに対して、もし、毎日5分の仕事を自分で1年間続けたとすると、勤務日数が年間２５０日なら5分×２５０日で１２５０分を費やすことになります。つまり、１５０分かけて誰かにその仕事を教えると、1年間では１２５０分から１５０分を引いた１１００分も時間を節約できるというのです。

日々スタッフに仕事を教えていると、これだったら自分がやったほうがずっと早い……と感じることも多いと思いますが、この事例から、教育が長期的には新たな時間の創出に繋がることがおわかりいただけたと思います。なお、この１５０分は、一度に教える内容の全部を１５０分で教えるのではなく、何回かに分けて行ってもよいとしています。むしろ、統計学的には少し間隔を空けて何回かに分けて教えたほうが、うまくいく確率が高いそうです。

とはいえ、かくいう私の権限委譲もすべてが簡単にできたわけではありません。何度も何度も失敗しています。例えば、私が考える〝クリニックはこういうものだ〟というイメージはスタッフにすでに共有されていると勝手に思っていたので、ある分院のレイアウトをスタッフに任せていたのですが、それが完成したときに、私の求めるものとは大きく異なっていて、とてもがっかりしたことがあります。そのクリニックではカルテを管理する棚などのバックヤードが患者さんから見えるような位置に配置されていたのです。私はそれまで、そのスタッフに対し、患者さんにカルテの配置を見せるなとか、見せないようにしてくださいなどの指示をいっさい出したことがなかったですが、勝手に私は梅華会のクリニックはこうであるべきだというものを自分のなかで決め、スタッフと共有できていると思い込んでいたのです。しかし、現実にはそのことをスタッフと共有できていなかったので、こういった失敗に至ったというわけです。

つまるところ、その失敗の原因は、自分のパラダイムでしかものを考えられなかったということだと思っています。自分が相手に求めている仕事のレベルと、相手が私の話を聞いて理解した仕事のレベルに大きな差があり、成果物が上がってきたとたんに「なんじゃこりゃ!!」となったわけです。

未熟だった当時の私は、その成果物を見てスタッフを怒ったり、責めたり、非難したりもしましたが、実は、それはスタッフの能力が足りなかったのではなく、私がスタッフのことをよく理解していなかったからなのです。説明が足りなかったり、私が求めている成果物のイメージをしっかりスタッフに伝えきれていなかったから、さらには、

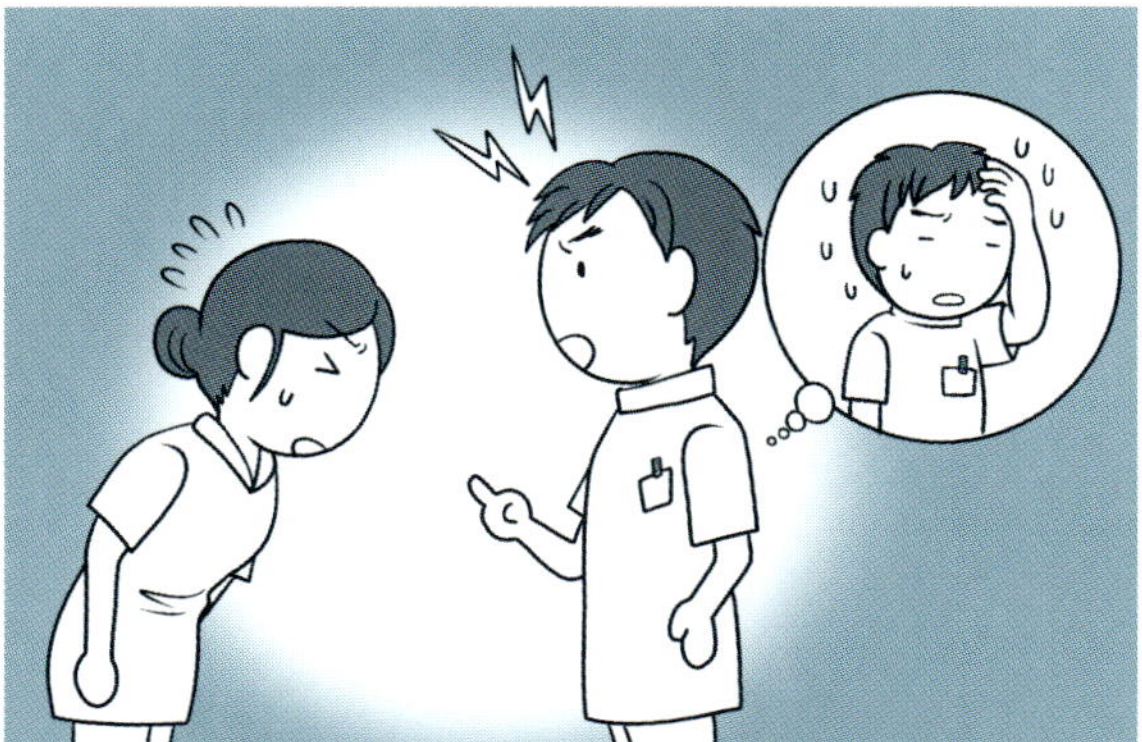

スタッフのその時点での実力を見極める自分の能力が足りていなかったから満足のいく成果物が上がってこなかったのです。

この経験から私が学んだことは、仕事を人に任せるときは、まず、相手のレベルに合わせた内容の仕事にすること、そして、自分と相手の成果物のイメージのすり合わせをしっかり行うこと、この2点が重要だということです。

4 時間の大切さをみずから示す

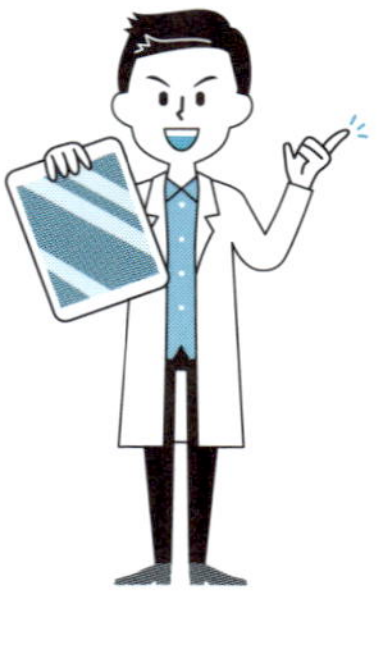

仕事において有効的に時間管理を行うには、私の時間が大切であることをスタッフにも理解してもらうことから始まると、分院を開設した当時から思っていました。そこで、そのために必要なのは、まず自分が時間に関する約束を守ることだと考えました。診療の開始時間はもちろん、朝礼や面談の開始時間から飲み会の開始時間に至るまで、ありとあらゆる時間の約束に関しては、1分1秒たりとも遅れないという覚悟で臨みました。時間を大切にするという態度をみずから示すことが肝心だと考えたのです。
ドクターというのは得てして時間にルーズになる傾向があるように私は思います。病院に勤めていると、病棟と外来を掛けもったり、入院患者が急変したりもします。そうしたことが診療時間に遅れる大義名分となり、それを言い訳に時間を守ることが疎かになる傾向があるのではないかと感じているのです。
勤務医時代の私も決して例外ではありませんでした。ですが、いったん開業医になった以上、時間を大切にする態度をみずからが示すことで、スタッフも私の時間の大切さを理解してくれるのではないかと考えたのです。逆に私が時間にルーズであればスタッフもルーズになり、その積み重ねでお互いに多くの時間を無駄に消耗してしまうことになってしまうと思ったのです。

というわけで、梅華会のスタッフは様々な時間をきっちりと守って返してくれ、時間に対しての意識が非常に高いと思っています。これは普段の診療のみならず、たとえ院外における研修の集合時間であろうと、はたまたレクリエーションのボウリング大会であろうが、運動会であろうが、そういった遊びの要素がある会であっても、同様です。

ですから、時々、中途で入職してきたスタッフが梅華会のイベントに参加するときに、仕事とはうってかわって平気で30分遅れてやって来たときは、他のスタッフのほうがひやひや、あたふたしているように見えます。それは私自身が時間を守らないことに対して非常にきびしいので、遅れてきたスタッフを叱ったりするのではないかと思っているのかもしれません。しかし、スタッフたちが動揺する理由がそうであったとしても、誰か1人が時間に遅れた場合、例えば10人集まる会で1人が3分遅れた場合、その3分遅れた1人のために残りの9人が待っていたとすると、3分×9の人生上の尊い時間が奪われたことになります。そういった意識で時間を考えれば、全員がしっかり時間前に集まって準備をしておくということが大切なのではないでしょうか。

また、時間を大切にするため、自分で必要ないと判断したものには、勇気をもってNOと言うようにしました。クリニックを開業すると、保険の勧誘、不動産や株式、証券の投資話など、様々な営業電話がかかってきて、面会を求めてきます。しかし、そのような方たちの相手をすべてしていたのでは、大事な自分の時間を無駄に費やすことになりますので、電話を受けたスタッフに「必要であればメールを送ってほしい」と伝えてもらうようにしました。

現代の通信手段には電話や面談などの同期通信と、メールやメッセンジャーなどの非同期通信がありますが、ほとんどの仕事は非同期通信で十分成り立つと思います。同期通信は相手の大切でかけがえのない時間を奪うことイコールだと思っていますので、私自身も謹んでいますが、先方からの要求があっても、私にとって必要ないと思えば、きっぱりとお断りするようにしています。

5 医療現場に立たないスタッフを雇用する

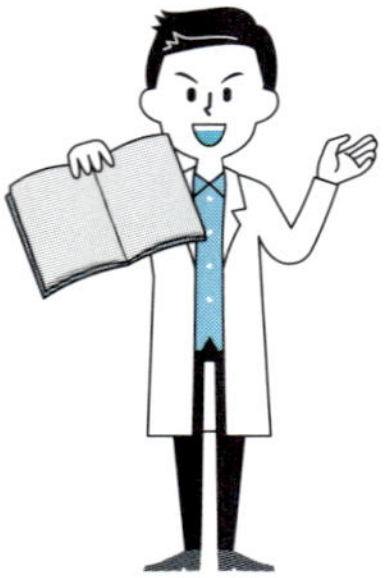

クリニックに患者さんが増えて来て軌道に乗ってきたら、新たに人を採用することになったり、ホームページのコンテンツを増やしたり改修したり、またスタッフのタイムカードを確認したり、あるいは入出金の確認業務を行ったり、いわゆる現場以外のバックヤードにおける仕事が増えてきて、自分の仕事が手詰まりになってくるという時期がやってきました。

最初はもちろんすべて自分でやっていたわけですが、それらの仕事が院長としての本来の業務を圧迫するようになってきたので、ある日、現場にいた一人の優秀なスタッフを現場から外して、それらの作業を少しずつ任せてみました。こうして少しずつスタッフにバックヤードの業務を委譲していくうちに、委譲する仕事がどんどん増えていったので、医療現場には立たないバックヤードの専任スタッフをつくったというのが現在の体制に至るいきさつです。

このようなことをお話すると、梅華会は複数のクリニックがあるからそんなことが言えるのではないかというご指摘を受けることもあります。実際、梅華会でも分院ができてからバックヤード専任スタッフを採用したのですが、今思えば分院がなく、たった一つのクリニックであっても、医療収入が1億円規模であれば、専任スタッフを雇用してもいいと考えます。

例えば、私が秘書の雇用を考えたきっかけは、時間の重みを考え、時間の使い方を見直したことです。以前の私は、出張の際の交通機関や宿の手配、経理の最終的処理、欲しい本の発注など、細々とした雑務に自分の時間の一部を割いていました。しかし、自分の人生をどう生きたいかを大切にし、自分の時間管理における優先順位を考えたときに、スタッフに任せられることはすべて任せようというふうに自分の考え方を切り替えました。そこで、診療以外で私がやりたいと考えることに付随した雑務をしてくれる秘書をスタッフとして雇うことにしたのです。

それ以前の私には、秘書をもつことに対するイメージが全然ありませんでした。しかし、診療には直接関係しない細々とした雑務に自分の貴重な時間を取られることが、クリニックの生産性を高めるうえでの障害になると思ったとき、その雑務をすべて処理してくれるスタッフ（秘書）のイメージが浮かび上がりました。

秘書を雇って以来、本当に自分にしかできない仕事のみに集中しています。自家用車の給油もお願いしていますが、その時間も私にしかできない仕事に全力を尽くすことで法人に貢献していると思っています。また、秘書を雇ったおかげで、妻や子どもと過ごす時間や趣味のマラソンやトライアスロンに参加する時間ももちやすくなりました。

ワーク・ライフのバランスに悩むドクターの皆さんには、ぜひ、秘書を雇いましょう……とお勧めしたいところですが、開業したばかりで運営が安定していないうちは、医療に従事しないスタッフを雇うことはむずかしいかもしれません。もしそうであるならば、インターネット上で秘書業務を請け負ってくれる「バーチャルアシスタント」という便利なシステムもあります。このようなシステムを利用するのも一つの方法と思います。

今、私が時間管理をするうえでとても貴重な存在となっているのが、今お話しした秘書をはじめとする直接医療現場に立たないスタッフの存在です。とくに事務長的存在のマネージャーは、分院を立ち上げ、自分一人ではクリニックが回らなくなったときに雇ったのですが、今となっては、もっと早く採用しておけばよかったと思うほどの存在です。開業時は収益が十分に上がって余裕ができてから雇うべきだと思っていたのですが、分院の開設に伴う多くの手続きや業務は、マネージャーにお願いすることが可能なものばかりでした。もっと早くからマネージャーがいてくれたならば、分院の開設準備中でも、私はクリニックの生産性をより高める仕事に注力できたと思うのです。自分の収入よりも時間を大切にすることに意識をシフトした今だから言えることですが、もっとシビアに言えば、自分自身の収入を減らせば、マネージャーを雇用できたわけです。

さて、私がマネージャーを採用したときは、医療経験の有無を問わずに、マネジメント業務の経験の有無と私の方針やクリニックの理念に共感し、同じ方向を向いて動いてくれるかどうかという視点で採用を決めました。マネージャーはいわば事務長とも言える存在で、クリニックの運営、例えば人事、経営戦略、そのほか私の様々な活動に関して、私の右腕として活躍してくれています。また、私の代わりに院長ブログをアップしてくれたりもしています。院長ブログは、クリニックの宣伝や新しい治療などの情報発信のために欠かせないものと考えていますが、診療後に本の執筆に取り掛かっている現在などは、執筆に集中しているとブログの更新もままならなくなります。そこで、そのような場合には、マネージャーにメールでアップする内容をおおまかに伝えておくと、私の代わりにわかりやすく手直しをしてブログの更新をしてくれています。

また、私は、院長のワーク・ライフのバランスのためにはスタッフの教育が欠かせないと考えていますが、ドクターとして診察をしている最中にスタッフの教育ができるのかと言えば、それはＮＯとしか言えません。そこで、スタッフ教育に関しては、採用したスタッフの働きぶりを観察し、その資質を見極めたうえで、特定の人物を徐々にリーダーとして位置づけ、スタッフ教育を担ってもらえるよう導きました。現在、新人教育も、教育に関するマニュアルを確立してあるので、リーダーに任せられるまでになっています。

6 クラークを育成する

時間管理を考えるうえでは、私にとっても患者さんにとっても診療時間を短縮することがとても重要と考えています。例えば、私のクリニックは耳鼻咽喉科なので、春先ともなりますと花粉症に悩む患者さんでクリニックが溢れかえります。受付終了時間を過ぎても待合室は患者さんでいっぱいで、当然、昼休みも削られ、診療終了時間も大幅に遅れます。これは、患者さんやスタッフにとっても迷惑な話ですが、昼休みや診療後は診療以外の業務やプライベートの活動を行いたいと思っている私にとっても、何としても解決しなければならない課題だと考えました。そこで、いろいろ考えて導入を決意した対策がクラークの育成です。

入院施設のある大きな病院ではよく見られる、ドクターや看護師を陰からサポートしてくれるクラークは、私たち開業医にとっても大きな力になってくれると考えました。例えば電子カルテへの入力はクラークがやってくれるので、院長の私は診察に専念できます。また、あらかじめ患者さんから症状を伺って診察前に必要な検査を指示してくれるので、患者さんには検査を済ませてから診察室に入っていただくことができます。すると、患者さんが診察室に入る回数は1回になり、患者さん1人当たりにかかる時間の大幅な短縮を図ることができるのです。私の感覚では1人の患者さんにかかる時間は3割くらい短縮できていると思います。

クラークというポジションは現場のなかでは最も高度なスキルが必要ですし、それだけに教育には時間がかかりましたが、そのスタッフが頑張ってスキルを習熟してくれたおかげで、効率よく診療を行うという課題が見事に解決できました。

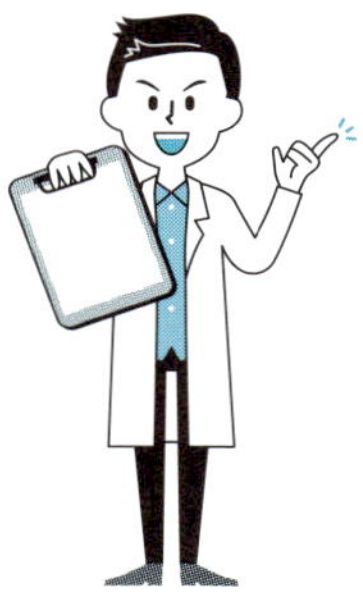

私のクリニックでのクラークの業務は、患者さんの呼び出し、患者さんの症状の電子カルテへの記載、処置・投薬内容の算定等の電子カルテ作成……などです。またそれだけでなく、クラークがいると、受付、会計、検査、診察を含めた各ポジションを総合的に見渡してくれるので、お互いの連携がスムーズに取れるようになってきます。すると、自分のポジションでの患者さんの渋滞を防ごうとするためか、副産物的に各ポジションのスタッフの業務習熟レベルが目覚ましく向上したことも実感しています。

よく言われる「虫の目」と「鳥の目」のように、今まで一つの役割・ポジションでしか働いていない「虫の目」のスタッフが、全体を統括して見渡せる「鳥の目」のスタッフに成長する……すなわち、それはクリニックの業務にとってはクラーク業務だと思うのですが、現にその業務ができるクラークはクリニック全体を見渡せる素晴らしいスタッフに育ってくれていると感じています。ですから、梅華会においては常勤スタッフは全員がクラーク業務を習得するように、そこを目指して精進しています。

ただし、クラーク業務はどうしても他の業務より複雑なので、習得には時間がかかることを承知のうえで、習得までの教育の仕組みづくりが必要ではないかと考えます。ですから、もし今はクラークを雇用していないけれども、少し興味があるとか、採用してみたいなと思われる先生方は、近隣でクラーク制度を採用しているクリニックを見学に行かれてみてはいかがでしょうか。なお、梅華会でも日本一のモデルクリニックを目指すというえでも見学を歓迎しておりますので、よろしければこちら（医院見学：http://umehana-tour.com）をご覧になって見学にいらしてください。

～ウルトラマラソン～

市民ランナーとして継続して走っていた私は、２０１５年に、フルマラソンで通称〝サブ４〟と言われる、42・195㎞を４時間を切って走りきるという目標を達成しました。その時、もっと時間を短縮したいと思うと同時に、１００㎞といういまだかつてない途方もなく長い距離を走る大会に一度挑戦してみたいとも思いました。そしてエントリーしたのが「えびす・だいこくウルトラマラソン」です。

42・195㎞のフルマラソンを完走したときでさえ、残りの体力はほぼゼロ、もう一歩も歩けないほどの状態であったにもかかわらず、その倍以上の１００㎞マラソンを走るとはどんな感じなのか……向こう見ずでチャレンジ精神旺盛な私は、事の前後をよく考えずに迷うことなくウルトラマラソンにエントリーしてしまいました。

実際に走るまではもちろん経験がないわけですから１００㎞を完走する過程についてまったく想像がつかなかったのですが、他の方からフルマラソンで〝サブ４〟を達成するとウルトラマラソン完走も十分実現可能だという話は聞いていたので、挑戦しようと思ったわけです。また、このチャレンジは仮に完走できなかったとしても、必ずそこから何か学びがあるはずで、走れなかったことにもどこかにヒントがあるはずだから、一度でいいから必ず挑戦してみたいと思いました。

これは私のクリニック経営にも活かされていると思っています。自分が何かにチャレンジするときの基準は、それに対する労力、コストを鑑みてダメージが少ないものであればどんどん挑戦していきたいと思っていますし、逆に、それに挑戦することによって大きなダメージを受ける可能性があるもの、例えば新しい分院の開設など、そういったものに関しては慎重に考える必要があるだろうと思っています。ですから、今回の１００㎞マラソンに関しても、自分が挑戦しても受けるダメージはほぼないという判断を基に実行を決意したわけです。

参加するにあたっては、多くの参加経験者にアドバイスを受けましたが、最終的にはウルトラマラソン１００㎞レースの世界選手権で優勝された宮里泰和氏にコーチをお願いして、１００㎞を走りきるための訓練やトレーニングを積みました。

　このような話をしますと、皆さんは私が学生の頃から走ることが好きだったかのように思われるでしょうが、中・高時代は野球部、大学時代がテニス部と、球技は好きで親しんできましたが、陸上競技はまったくダメ。大学のテニス部では、練習の最後のランニングで女子部員にも後れを取るぐらい走ることは苦手でした。そんな私でも、目標以上の成果が出せる人間だと自分を信じ、計画的に真正面から練習に取り組んでいった結果、ウルトラマラソンを完走できるまでになったのです。

　ウルトラマラソンの完走という体験は、自分の壁に対してチャレンジするという強い気持ちをもつことで、それを乗り越え不可能が可能になるということを教えてくれました。そして、それは必ずや仕事にもプライベートにも活きると思っています。

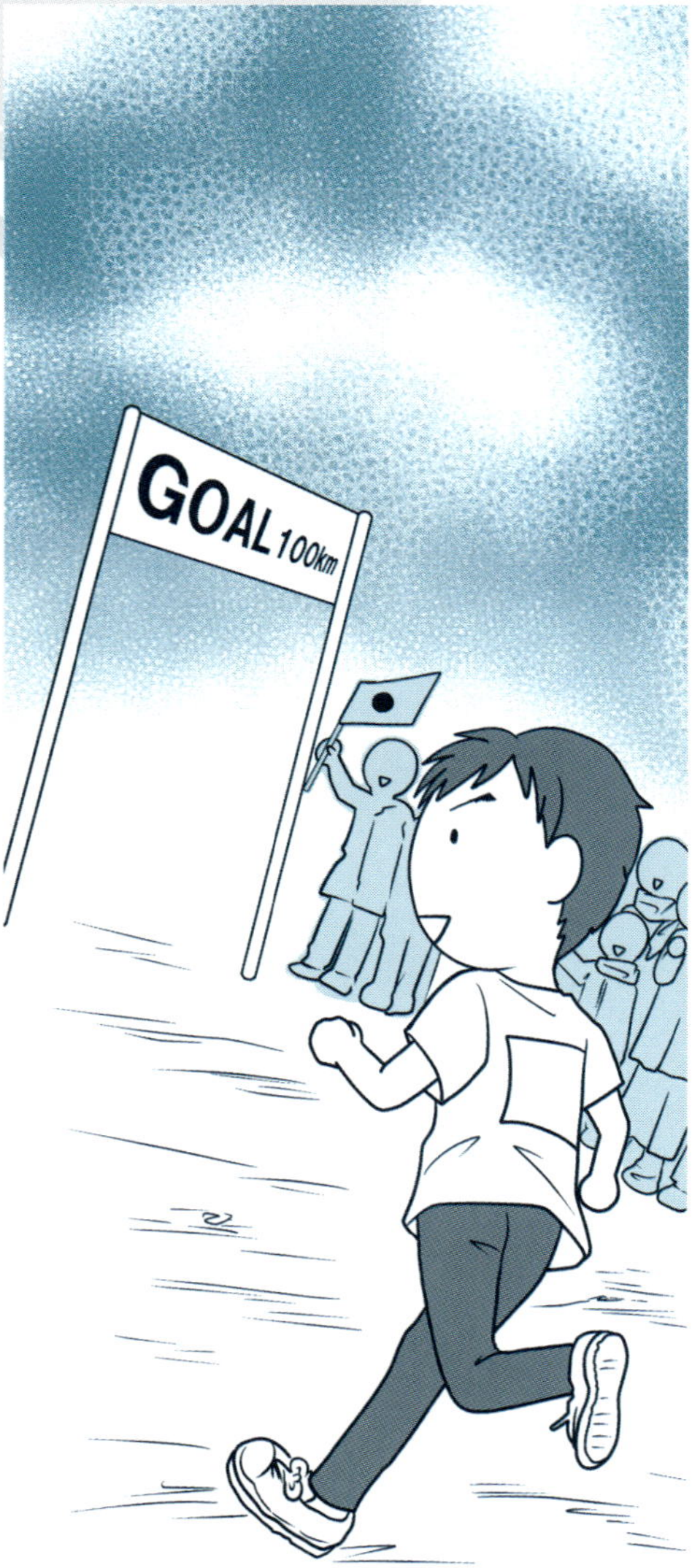

Chapter 3

働き方改革継続中

—さらなる取組み—

私は今生活するうえでエネルギーの消費と再生のリズムというものを非常に大切にしています。

学生時代、睡眠時間を削って試験に臨んだこともありましたが、決して良い結果が得られたわけではありませんでした。特に医大生のときは、まさに付け焼刃のような形で薬医の構造物の暗記や病理のプレパラートの課題に睡眠時間を削って取り組んだものです。しかし、そうやっても成果があまり上がらないだけではなく、さらに試験が終わったあとも、自分自身のエネルギーの状態もすごく下がっていて、けだるいばかりで、達成感といいましょうか、やり切った感はあまり得られなかったのです。このようにエネルギーを消費し続けるだけでは良い結果を得られないという経験を経て、あるときから、試験前の徹夜、いわゆる完徹は避け、エネルギーを再生するための睡眠を確保しなければならないと考えるようになりました。そして、徹夜を避けるために計画的に試験勉強を行って試験に臨むようになりました。

現在私は、しばしばマラソンレースに参加していますが、ドクターが来る日も来る日も外来や病棟で診察を行っていることも人生のマラソンレースのようなものだと思います。一流選手ならいざ知らず、一般人がマラソンレースで、42・195㎞を同じペースで走りきるのはとてもではないですが無理です。途中ものすごく苦しくなってペースが落ちる場所があり、それを乗り越えると少し楽になってまたペースを上げられる、そしてまた苦しくなる……その繰り返しです。それと同様に、人生も常に同じペースではなく、走ってはペースダウン、また走ってはペースダウンの繰り返し、インターバル走なのだと思います。

そして、私はこのインターバル走をエネルギーの消費と再生のリズムと捉えています。つまり、エネルギーを消費した後には再生の時間をつくる必要があると思うのです。人生における再生とは睡眠であったり、大切な人たちとの心の絆を深める時間でもあるでしょう。海外旅行に行ったり、趣味の運動や映画を観る時間なのかもしれません。このような再生の時間をもって心身ともにリフレッシュし、新たな目標に向かって精力的に活動する、つまり、人生＝人の生き方にはＯＮとＯＦＦの切り替えが大事なのではないかと思うのです。

そして、エネルギーの消費中、例えば今こうして執筆しているときには、集中できる環境にするために好きなものに囲まれるようにしています。好きなものからポジティブなエネルギーを受けて行う仕事はとてもはかどるように感じます。好きなものとは、読書好きな私なら本であったり、大切な人や家族と一緒に写っている写真であったり、私の理想像を描いた宝の地図であったり……。

メリハリなく毎日長時間働き続けると、自分が現在どこにいて、何を感じているのかさえわからなくなってしまいかねません。私の経験上、1日200人を超える患者さんを診察していると、終わった後は何も考えたくなくなります。そうした経緯もあって2診制を導入しました。

また、クリニックの場合、診療前後にレセプトのチェックや、行政に提出する書類の整理と、ただただ緊急で重要なことのみに時間を使うことになってしまいます。本来ならば、組織の発展のためには、トップとして緊急ではないけれど重要なことにも対応しなくてはならないはずなのです。目の前の緊急で重要なことのみを行っているという状態は、エネルギーの消費と再生のリズムが乱れていることが原因だと私は考えます。エネルギーの消費と再生のリズムの乱れは、本来自分の求めているものや本来の仕事、そしてそれを行うモチベーションなどへ悪影響を与えてしまうのです。

私の現在の生活を見て「いつ寝ているのですか？」という質問を受けることがあります。私は、基本的に夜11時に寝て朝6時には起きるというリズムを崩すことはありません。場合によってはもっと遅く起きることもありますが。1日7時間の睡眠を確保することでしっかり再生できているので、翌日には集中力が増し、効率的に仕事に邁進できることを実感しています。そんな私の時間に関する現在の取組みをご紹介したいと思います。

1　1年の目標と年間計画を決めて貼り出す

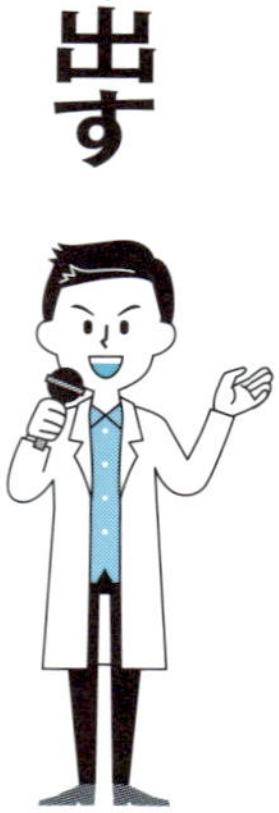

私は年初に当たり、仕事とプライベートの1年間の目標を1枚の紙に書いて貼り出し、常に目に入る状態にしています。もちろん、建前では100％の達成を目指して日々行動しているわけです。しかし、妻にも秘書にも言っていませんが、内心では、70～80％達成できればＯＫにしようと思っています。そして、本当に数多くの目標を立てているので、もし紙に書いて貼り出していなければ、すべてを常に自分の頭の中に意識して置いておくことはできず、おそらく10～20％くらいしか達成できないのではないかと思っています。

私の今年の目標は60個くらいあります。それを常に目にできる状態にして意識していると、その日にしなければならないことがハッキリと見えてくるので、そのことを集中的に行動するようになります。そうやって一つひとつリストを潰していくことで目標の達成に一歩ずつ近づけていっています。

目標といっても、そう大仰なことばかりでなく、例えば、家族でブドウ狩りに行く……というのも私の今年の目標の一つでした。計画するにあたって、ブドウ狩りの時季を調べたところ、8月のお盆明けから9月の上旬であることがわかりました。家族のコンセンサスを得たうえで、年間計画に組み入れるため、その時季で私の予定が入ってない日曜日をブロックしました。

秘書とも共有している私の年間計画に、家族そろってのブドウ狩りを入れて時間をブロックしたということは、どんな重要な仕事であってもその日には入れないということになります。日本人はとかく家族との時間より仕事を優先させ、家族のイベントはついつい後回しにしてしまうのが常なのではないでしょうか。私も多いに自省すべきところです。以前の私も家族との時間は後回しにしてしまいがちだったのですが、今の私は子どもの成長過程を見られる時間を大切に、家族と一緒の幸せな時間を後回しにしないようにしようと強く思っています。その幸せから得られたエネルギーをもって、次の仕事に打ち込む……こういった善循環こそ、ワーク・ライフ・インテグレーションの効果と考えています。

2 女性が働きやすいクリニックをつくる

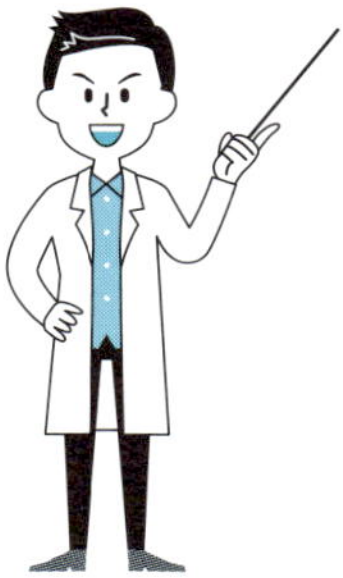

私個人ではなく、法人全体のチームとしての生産性向上を考えたとき、医療現場はいわゆる女性の職場であるから、そこを意識した取組みが必要だろうと考えました。いえ、医療現場に限らず、これからの時代は女性の家事・育児と仕事の両立ということが社会的に大きな課題となってくると思うのです。否、すでに課題となっています。

一方、世間に目を向ければ、昨今の若者の結婚に対する意識の変化なのでしょうか、女性の初婚の年齢が徐々に高くなってきて、現在は平均29・4歳ということです。一方、女性が一生の間に産む子どもの数〝合計特殊出生率〟は1・43で、こちらのほうは著しく低下してきています。この二つの数字は、これからの日本が人口の急激な減少を迎え、今までの常識を変えざるを得ないという未曾有の事態に陥るということを顕著に表していると思います。

私はもちろん日本という国を愛していますし、自分の生まれ育った地域も愛しています。これからの日本の活力がアップするには人口もすごく影響すると思っていますので、まずは梅華会という組織のなかで、女性スタッフが安心して結婚して、妊娠して、出産して、たくさんの子どもを育んでほしいと思っています。

実際、手塩にかけて育てあげたスタッフが急にいなくなることは残念ですので、産休・育休制度をしっかりと整備して、再び職場に復帰してもらえる体制を整えることを、法人として求め続けていきたいと思っています。

新卒採用を始めて8年経った梅華会では、現在3名が育休・産休を取得しています。8年前22歳で入職した大卒女性ならちょうど30歳、平均の初婚年齢に差し掛かることになりますので、これからは毎年何人かは産休・育休に入ると見込まれます。そこで、人員的に余裕をもった採用戦略が肝要になると考え、梅華会では、これまで毎年6名ほどを新卒採用してきました。とはいえ、スタッフが結婚する時期はバラバラで、それぱっかりは先が見えないというのが実際です。

また、採用するにあたっては、この職場は女性が働きやすいと思ってもらえるよう、梅華会の方針をしっかりと説明しています。例えば、梅華会はしっかりと社会保険に加入し、産休・育休中は、実際には働いていなくても給料の7割は保障される体制をとっていることなどです。この考えを新卒者に理解してもらえれば嬉しいですし、理念を共有して一生仕事を続けたいという高い志をもった女性に梅華会を就職先として選んでいただくための、法人としてのアピールポイントにもなると思っています。

実際のところ、これからは専業主婦という言葉自体が死語になりつつあるくらい、女性の方の社会への進出はめざましいものがありますし、仕事を通して社会とつながりをもちたいという気持ちをお持ちの女性も増えていると感じます。またそれは、地域における家庭の孤立化と言いますか、地域のコミュニティーが薄くなってきているということが影響しているのかもしれません。

また、報道によれば、日本の経済は上向き、好景気だというのにもかかわらず、世帯年収は年々減少しているということです。ここ20年で、664万円から545万円と大きく減少しているなかで、専業主婦という選択は実際のところ、なかなかむずかしい状況ではないかと思います。

女性の職場ともいえる梅華会では、育児と仕事の両立を可能とするため、いろいろな働き方をつくりたいと考えています。育休明けから完全に現場に復帰することはもちろん、スタッフの希望に沿った働き方を提供したいと思っています。子どもさんが大きくなってからなら、同じ8時間勤務でも、９時〜12時プラス14時〜19時という働き方でも、９時〜17時の働き方であってもいいと思います。

実際に梅華会では、育休復帰後に、現場を離れてウェブ制作関連の仕事をお願いしたり、結婚後に医療現場から人事や採用の仕事、広報担当に回ってもらうケースもあります。今後は他院へのコンサルティング業務をも視野に入れて、働ける時間が選択できる環境や、在宅でもできる仕事もつくって、スタッフの働く環境を整備していきたいと思っています。

梅華会では現在は社会保障や勤務形態というかたちで女性スタッフが働きやすい環境を提供していますが、次のステップとして、企業内託児所を整備することを決め、２０１８年11月〜12月に開設を目指しています。仕事中も安心して子どもさんを預けられる場所をしっかりと準備することが、母親にとってもっとも安心して働ける環境なのではないでしょうか。私は、医療以外にも雇用を通して社会に貢献しているという強い責任と自負を感じるとともに、そのようなことができる環境にいることを誇りに思っています。

現在は、働き方改革ということが政府主導でなされようとしています。短い時間でいかにして成果をあげるかということを意識している私ですが、生産性を向上するためにも、権利と責任はセットであると思っています。スタッフたち、とくに家庭をもつスタッフたちの仕事にかかる時間を短縮したいという気持ちはもちろんわかりますが、その時間を短縮するためには自分自身で成長する努力が必要なこともスタッフには伝えていますし、そのように成長する人材こそが、これからの社会において、より必要とされることも話しています。

医療業界においても、ＩＴテクノロジーの活用といった仕事をめぐる状況が劇的に変化するなかで、ＩＴに任せられるルーチンワークはできるだけＩＴに任せ、一方で、新しいものを生み出すという人ならではの創造性と、他人に共感するおもてなしの心というITにはできない二つのことを磨いて、来るべくして来る次のステージにおいても活躍できる人材を育てることを私の使命と思っています。そのことは必然的に組織としての発展に繋がるのではないかと思っているのです。

結婚・妊娠・出産・育児・介護、人生のあらゆるステージにおいても働ける環境を提供することによって、磨かれた人材が固定化し、その人材がさらに活躍することによって、組織のエネルギーの場はポジティブになり、さらに組織に相応しい人材が入職してくるという正の循環が回るような組織にしていこうという強い気持ちをもっています。

「人は石垣、人は城」というのは武田信玄の言葉ですが、人を大切にすることは組織が成長することにおいて、最も欠かせないものではないかと思っています。日本における20世紀最大の経営者と呼ばれている松下幸之助氏も「松下電器はどういった会社ですか?」と聞かれたときに、**「松下電器とは人を育成する会社です。人を育てる会社です」**と、「電機をつくる会社です」と併せて説明されていたようです。

まずは女性が働きやすい環境を整え、時間をかけても人材を育成することを第一に考えた組織をつくることこそが、スタッフへの権限委譲を可能とし、結果、ドクターのためのワーク・ライフ・インテグレーションに近づく第一歩になるのではないかと思っています。

3 情動をコントロールする

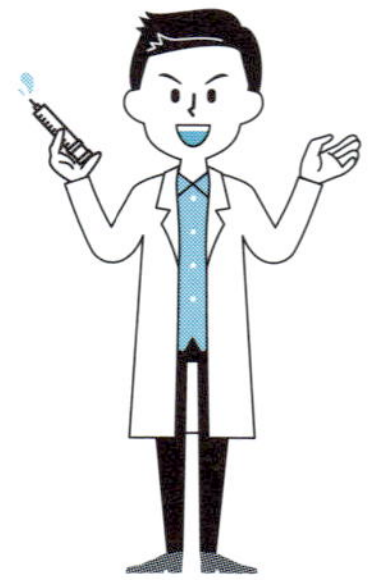

以前の私は、スタッフとの関わりにおいて、S‐R（S＝Stimulus：刺激、R＝Response：反応）により、何か起きた問題に対して瞬間的に怒ってしまったり、感情を表に出したりしてしまうケースがたくさんありました。そして、そのことが私とスタッフの信頼関係に影響し、組織にとって良いとは思えない事態を招いていたと思います。

本当に恥ずかしい話ですが、思い返せば、自分の感情を表に出してしまったことによってスタッフを泣かせてしまったり、あるいはスタッフの努力をむげにしてしまったことも多々あったかと思います。そして、自分自身の正しさをスタッフに押し付けてしまったあと、実際に何が起こったかを振りかえれば、結局、私が思ったような結果は得られなかったということを実感します。そして、であるならば、アプローチの改善も含めて実際どうすれば私の考えを相手に伝えることができるのか、一番大切にしなければならないのは何なのか、を考えるようになりました。

そして今は、例えば、私の指示で作業したスタッフからの報告が私の意図するものとまったく違っていたというような「S」を受けたときに、ワンクッション置いて「R」することが少しずつできるようになってきています。これは、世界的ベストセラー『七つの習慣』のなかで著者のコヴィー博士に学んだことなのですが、ワンクッション置いて反応することで、自分の感情をむき出しにする自動的な「R」を意図的な「R」にすることができるようになってきたのです。例えば、同じ怒るとしても、その場の感情で怒るのと、一呼吸おいて冷静になってもここは怒る必要があると判断して怒るのとでは、その後の効果や結果がまったく異なります。

その点を意識してスタッフと接しているうちに、私の怒る回数がどんどん減ってきました。以前の10分の1くらいになってきたと思います。つまり、過去に怒った10分の9は自分の感情に任せた要らない「怒る」だったのだと自省しています。

また、この情動のコントロールも組織のトップとして私が実行していくことで、スタッフたちにも自然と移り、組織の文化・風土となっていくと思っています。S・Rが頻発してギクシャクすることなく、組織を構成する一人ひとりが情動をコントロールできる組織であるなら、組織としての生産性も向上するであろうと考えます。

アメリカの経営学者ジム・コリンズ氏はその著書『ビジョナリー・カンパニー』（日経BP社）のなかで、**「リーダーにとって必要とされる能力は、不屈の精神と謙虚さである」**と言っています。S・Rで間髪を入れず行動することが果たして不屈の精神と謙虚さに繋がるのだろうかと考えたとき、その答えはNOでした。スタッフの出した結果や行動に衝動的に一喜一憂していたのでは謙虚さには程遠いとわかったのです。今の私は、自分が本物の組織のリーダーとなるべく、情動のコントロールをいつも心の片隅に置いて行動するよう心掛けています。

4 食生活を管理する

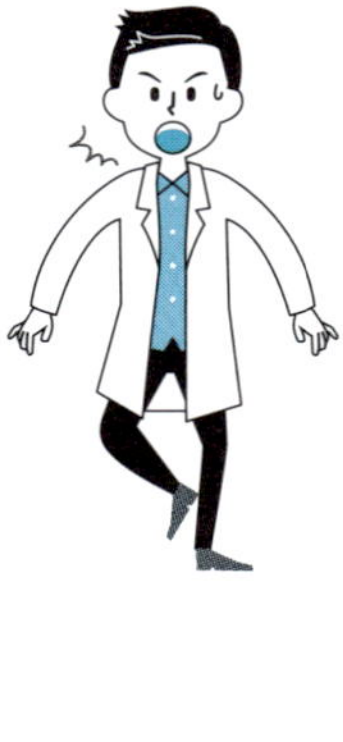

何をするのにも言えることなのでしょうが、仕事もプライベートも充実した人生も、すなわちワーク・ライフ・インテグレーションも、まずは健康があってのことだと思います。そして、健康を保つには運動ももちろんですが、食生活も重要だと考えます。

とはいうものの紺屋の白袴、そもそも私たちドクターの場合、自分の健康のために栄養バランスを考えてゆっくり食事をするという習慣がないのが普通ではないでしょうか。常に仕事と時間に追われ、食べられる時にとりあえず何かを口に入れるという日々をインターンの時からずーっと送っていると思います。

私もかつては食事への関心はまったくと言ってよいほどなく、食べるのも人の何倍も早いという生活を送っていました。昼食は、診療の合間に、そば粉がどのくらい入っているかわからないようなかけそばをかきこんで、すぐ手術に向かったり、さらにその日は手術が終わると居酒屋に直行して好きなものを食べ、好きなものを飲んでいたわけです。そんな私でしたが、開業後に体重が増え、痛風に尿管結石、世間で言う生活習慣病を発症したとき、ドクターの私がこれではいけないと食生活の見直しを考えました。

しかし、食生活に関心をもって様々な情報を手にしてみると、実に多くの専門家と言われている方が、いろいろな研究結果やデータを発表されているものの、それらは一様ではありません。どんな食品をどのくらい摂取するのが最も適しているのかという視点でそれらの報告等を見たとき、互いの矛盾の多さに私は戸惑いました。しかし、いろいろな報告を比べてみて一つ間違いなく言えることは、今の人は昔の人より食べ過ぎているということで、過食による肥満は様々な病気の原因であり、健康を脅かす大きなリスクであることは明らかだ、ということです。

糖尿病人口が増えている昨今の日本、おいしいものを食し、その満足感を味わうのであれば、より健康的な内容の食事を摂るべきだと考えます。

食生活に意識が向き、減量を目指した私は、食後の急激な血糖の上昇を避けてより少ないカロリーで満腹感を得るために、食べる順序を野菜→肉や魚（蛋白質）→ご飯やパン（炭水化物）にしたり、炭水化物も食後の血糖上昇が急だと言われる小麦を使ったパンや麺類をできるだけ避けるよう心がけました。

また、同じ満腹感を得るのであれば、より健康的な内容の食事にすべきと考えました。無意識に食べている多くの添加物や保存料の入った加工食品やスナック類、サクサク感を出すためにトランス脂肪酸を多く含んでいるコンビニのドーナツなどをできるだけ食べないようにしました。

この食事管理と運動を組み合わせることで減量できた結果、体重76kgのときには感じられなかった、身体から涌き出るエネルギーを実感するようになりました。太っているときは知らず知らずにエネルギーをロスし、それが原因で体調が悪かったのだと思います。

仕事にもプライベートにも全力で取り組めるパワーの源は、私にとって運動と栄養管理だと確信しています。

5 速読法を習得する

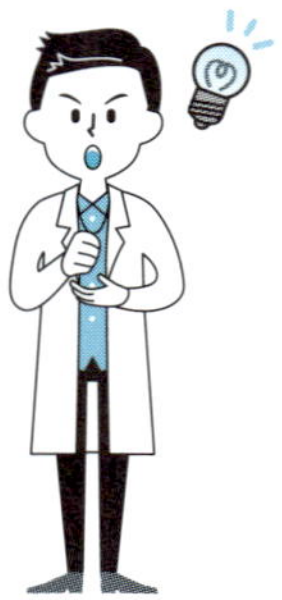

今まで私は、読書することで、時間管理をはじめとするたくさんのことを学び、実行に移してきましたが、いくら読んでも私の周りは常に読みたい本で溢れています。そこで、限られた時間のなかでできるだけ多くの興味ある本を読んだり必要な情報を得ることができるよう、神田昌典氏の「フォトリーディング」という速読の一つの技術の習得に取り組み始めました。
まずは2日間のセミナーを受講したのですが、いかなる本を読むときもこのリーディングがベストというわけではなく、こういう読書法もあるよ！　というスタンスで、リーディングの速度を上げるための一つの方法として取り入れています。
具体的には、大好きな歴史小説はじっくり読む、気になるビジネス書ならフォトリーディングでザーッと目を通し、必要な部分を取り出して集中的に読む……というように使い分けています。
私たちドクターは限られた時間のなかで多くの本を読む場合が多いでしょうから、必要な情報を短時間で集めるためにもフォトリーディングなどの速読法を身につけることで、今までの倍は読めるようになるのではないかと感じています。ちなみに今年の年頭、私は年間１００冊の本を読むという目標を立てましたが、秋を迎えた現在200冊、もしかすると300冊はいけそうな勢いです。

しかし、残念ながら、その速読技術は私のなかではまだ完全なものとなっていません。フォトリーディングは自分のなかの潜在意識を活用した速読法なので、自分をいかに信じるかが習慣化するためのカギだと感じています。そのあたりを意識しつつ、セミナーの再受講を計画し、マスターしようとしている最中です。

6 ワーク・ライフ・インテグレーションへシフトする

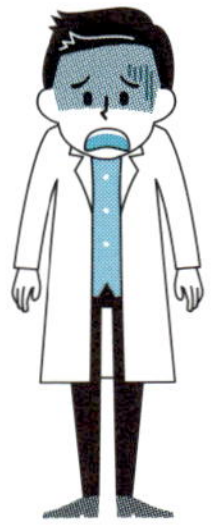

この本で皆さんにワーク・ライフのバランスについてお話ししている私ですが、私自身は、それをもっと極めた「ワーク・ライフ・インテグレーション＝仕事と家庭の統合」を目指しています。

ワーク・ライフ・バランスというのは、仕事とプライベートの折り合いをどううまくつけるかということだと思うのですが、ある友人と話しているときに、ワーク・ライフ・インテグレーションのほうが適しているのではないかということになったのです。

よく考えてみると、バランスというのは、反対方向に働く力を調整するというイメージがあると思います。しかし、私が目指しているのは、仕事は楽しくないけれど日々のプライベートは楽しいから、それでバランスがとれている……ということではないと思いました。仕事も充実して楽しいし、同じくプライベートも充実して楽しい……そうでありたいと思ったのです。

家族との絆を深め合ったり、楽しく充実した趣味の時間を過ごしたあとの私は、仕事も楽しく集中でき、ポジティブに課題に対処できていると感じています。逆に、家庭のなかに悩みがあったり、悲しい出来事があったりすると、仕事にも少なからず影響が出るのは皆さんも経験のあることではないでしょうか。人生そのものをいかに幸せにして、いかに有効にするかを考えた場合、それはまさにワークとライフのインテグレート＝統合だと思ったのです。

今こうしてワーク・ライフ・インテグレーションを提唱する私も、以前は仕事を優先して子どもたちとの大切な時間をおざなりにしたり、子どもの幼稚園の行事は妻に任せきりということもありました。しかし、現在では、子どもと過ごす時間を楽しむことで自分のエネルギーを再生しているとともに、仕事においては妻や子どもたちのためにという気持ちが頑張るための動機付けとなっています。

以前は、幼稚園の行事、例えば卒園式などで父親が仕事を休むなんてもってのほかだとずっと思っていましたが、妻から、最近はお父さんの出席も多いという話を聞いて実際に行ってみると、本当にお父さん方もしっかり出席されて、昔とやはり時代が違うな……と感じたわけです。私は、診察を休んででも幼稚園の行事に参加することは、子どもにとって、家族にとって、家庭にとって、そして私自身にとっても実は大切なことではないかと思うに至りました。実際、この前行ったときもわが子の成長を見て、涙が止まらないくらい感動するありがたい時間を過ごすことができました。

そして、妻や子どもたちと過ごす時間は効率化や効果性の対象とはしません。仕事に対しては効率化・効果性を大いに意識する私ですが、プライベートの効率化・効果性はあり得ないと考えます。仕事の場面で、物に対しての効率化と人に対しての効果性をできる限り追究することで、妻や子どもたちとゆったりと過ごす時間をどれだけ増やすことができるかがこれからの継続目標であり、一生の課題です。

7 ワーク・ライフ・インテグレーションを実践する

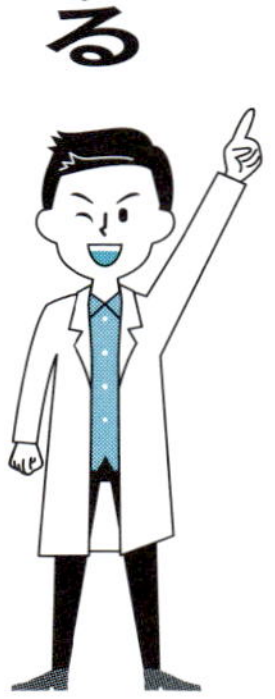

私は仕事とプライベートの融合を特別意識して行っているわけではありませんが、クリニックや法人のイベントに妻や子どもたちと一緒に参加していることが少なくありません。例えば、新人スタッフの歓迎会やスタッフたちとの飲み会などに妻や子どもを連れていくこともありますし、年末の感謝祭、いわゆる忘年会も毎年一家そろって参加しています。また、昼休みに子どもたちがクリニックにやってきて話をしていくこともありますし、オフの日に事務局のあるオフィスに家族で立ち寄ってから帰りに食事をするということもあります。

私は職場に家族は入れないという考えはもっていませんので、スタッフたちにもそのことを伝え、その考えを共有しています。ですから、甲子園球場での野球観戦という法人の福利厚生事業には、私はもちろん、スタッフたちも家族を連れてきますし、なかには交際中の恋人を連れてくるスタッフもいるほどです。

スタッフには梅華会は常に公私混同だよというようなことを半ば冗談交じりに話しますが、実際仕事が終わったアフター5は、職場の人とは話もしたくないとか、仕事仲間とごはんに行くのも興味がないと言うようなスタッフはうちには向かないということを、入職のときに説明しています。実際に梅華会ではお互いを仲間だと思っているし、家族だと思っています。お互いを知り、さらに知れば知ることで、相手の望みがわかり、その望みを叶えてあげたいとお互いが応援し合うようなチーム、それが私にとっての理想の組織です。このことを考えれば、私は少しずつ仕事とプライベートの融合、ワーク・ライフ・インテグレーションと言えるような感覚が得られてきています。

また、私は自分自身の情報発信のためにフェイスブックをしていますが、梅岡比俊の人生における行動の感動や気付きとして、仕事のことも家族のことも分けることなく載せています。

これらの取組みはほんの小さなことですが、ワーク・ライフ・インテグレーションの一歩と考えています。

8 飲みにケーションで信頼関係を築く

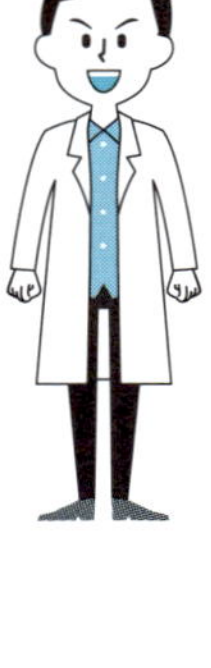

近頃では法人の規模が大きくなると同時に、私の仕事が多岐にわたってきて、なかなかスタッフ一人ひとりと、ざっくばらんにコミュニケーションを取る機会がなくなってきています。私は、法人の発展のためには、私とスタッフが信頼関係を築き、同じ目標に向かって共に努力することが不可欠と思っていますので、月に一度の飲み会でコミュニケーションの一環である「飲みにケーション」を取るようにしています。
お酒を飲みながらの上下関係なしの席では、常日頃の業務中には見えなかったプライベートな部分が垣間見えたり、思いもよらない発言が飛び出したり……。お互いの意外な面が見えたりすると、一緒に仕事をする者同士の仲間意識も芽生えてきます。また、その人の本来の姿を見ることもできるので、そのスタッフの仕事の適性などもわかってきます。私がポロっと本音をもらすことも、スタッフにとっては普段とは違う私の一面を見ることができて親近感が湧くそうです。
稲盛和夫氏という京セラを創設した社長であり、日本航空の再生も果たされた有名な大経営者が〝稲盛式コンパ〟と称する飲み会のポイントとして挙げられていることに、飲み会のときに毎回テーマを一つ決めることを意識するということがあります。そこで、梅華会でも飲み会では、例えば梅華会のビジョンであるモデルクリニックについての話であったり、新しく着任された先生のことをもっと知ろうであったりと、何かテーマを一つに絞って話をしています。こうすることでよりその飲み会の効果が高まるという稲盛氏の話を私自身も意識して行動しているのです。

また、湘南美容外科の相川佳之先生が相川塾でお話されているのは、トップはみずからが下りて話しに行くことが大事だということです。どうしてもトップはスタッフから見るとなかなか話しにくい存在であるというのです。トップがみずから、いわばスキを見せるようなかたちでスタッフのところに下りていって、スタッフと目線を同じくして話をすることでより関係性が深まる……というお話を私自身もしっかりと受け止めて意識して、と申しますか、飲み会なので意識しなくてもユルユル・グダグダになってでも、スタッフに親近感をもってもらえるような関係性をつくりたいと考えています。

食べたり、飲んだり、笑ったりの時間は一見無駄に思えるかもしれませんが、月に一度のスタッフとの「飲みにケーション」は、権限委譲のためのリサーチの時間、ひいては自分の時間を生み出すためにとても有効だと考えています。

9 素晴らしい仲間と交流する

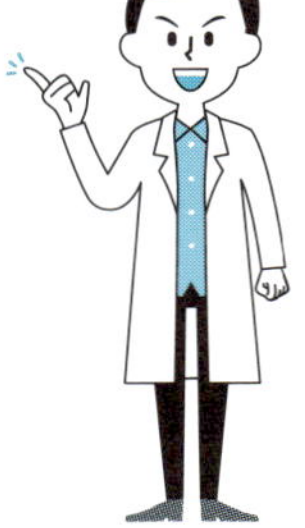

私は生まれてから今まで数々のコミュニティーのなかで、たくさんの人と接してきました。近くに住んでいる幼少期の友人、小・中・高時代のクラスや部活での友人、医学部生時代からの仲間……などなど。コミュニティ

ーのなかで同じ目標をもち、同じ方向を向いて一緒に行動していた人たちと過ごす時間は素晴らしく、お互いの人生や人間性をも変え得るほど影響を与え合ったと感じています。

例えば、中学時代、野球部で一緒に地区大会を勝ち抜くという目標を共有して結束した仲間たちとは、今でも本音で語り合い、深い深い付き合いをさせていただいています。また、現役で医学部受験に失敗したときに通った予備校で、ともに医学部合格を目指した仲間たちや、ドクターになってから医療を通して社会貢献したいという同じ志をもった仲間たちと過ごした時間は、人として本当に成長したときであったし、今でも私の財産となっています。

アメリカの著作家で成功哲学を提唱するナポレオン・ヒル氏は、同じ志をもってお互いに励まし合う存在で、相手の目標達成を自分のことと同じくらいに望んで、情熱をもって一緒に取り組める仲間のことを「マスター・マインド」と言っています。私にとって中学時代の野球部や予備校時代の仲間は、まさにこのマスター・マインドだったのだと思います。私は今、開業医同士がマスター・マインドとして、共に成長していけるようなコミュニティーを形成したいと強く願っています。

私の法人は、「日本一のモデルクリニックになる」というビジョンを掲げています。そのためには、私のクリニックが院長もスタッフも生きがいをもってワーク・ライフのバランス、すなわち仕事とプライベートの調和がとれた生活を行ったうえで、患者さんに満足いただける医療を提供できる……という三方よしのモデルクリニックとしてさらに磨きがかかるよう日々努力を重ねていることももちろんですが、ワーク・ライフのバランスに悩む多くの開業医の皆さんやこれから開業しようと思われている勤務医の皆さんを応援したいと思っています。

なぜなら、たくさんのクリニックが輝くことは、私の法人のミッション「医療を通して日本の未来を明るくする」に繋がるからです。

日本の開業医の皆さんを見ていると、日々、診療とクリニックのマネジメントに身を切り詰めて働かれているという印象を受けます。院長である皆さんが、クリニックのスタッフに比べて卓越した能力をもっていらっしゃるのは当然のこと、自然に任せれば能力ある皆さんに仕事が集まるのは必定です。しかし、そこは仕事をより分け、スタッフを教育し、仕組みをつくって権限を少しずつ委譲していく……そのノウハウを私のクリニックに来て、実際に目にしてほしいのです。

私はまた、心の底から医療を通して日本の未来を明るくしたいと思っているので、開業医のコミュニティー、ＭＡＦ（Medical Activation Federation：医療活性化連盟）を立ち上げました（http://maf-j.com/）。

日本中で医療を提供するドクターが日々診療とマネジメントに追われ、息つく間もなく暮らしていたら、受診される患者さんが治療に前向きに取り組み、明るさを取り戻すことはむずかしいと考えます。仕事もプライベートも充実し、ハツラツとしたオーラをもったドクターとスタッフが医療を提供することで、患者さんも安心して治療に専念できると思うのです。

私も開業してから様々な取組みに挑戦し、多くの課題を克服してきたと自負していますが、スタッフのマネジメントに関してはまだまだ課題が残っています。そして、ＭＡＦのメンバーのどの方の場合も、スタッフのマネジメントが最後まで残る課題であることがわかってきました。しかし、スタッフマネジメントのできる幹部の採用、もしくはそういった幹部が育ってくれれば、これほど心強く、レバレッジ（てこの原理）が効き、かつ、院長の目指すビジョンに向かってサポートをしてくれる存在はないと思います。

ドクターのコミュニティーというと、まず頭に浮かぶのが医師会ですが、そこは、お互いに課題を共有し、議論し、意見を出し合い、目標を真摯に応援し合う組織とは見受けられません。また、医療系の経営コンサルタントで独自のコミュニティーをつくっているところもあるようですが、ドクターの視点をもって開業医の問題・課題を捉えるという点では、ＭＡＦは他のいかなるコミュニティーにも引けを取らないと自負しています。

～歴史検定～

昨今は検定ブームと言われているようですが、私の法人では2016年に、クリニックのメンバーで歴史検定を受けようということになり、有志で日本史検定を受験しました。

私の法人には「医療を通して日本の未来を明るくする」というミッションがあります。**「患者は経験に学び賢者は歴史に学ぶ」**というビスマルクの言葉がありますが、たまたまみんなで話しているときに、ミッション達成のために歴史から何か学べるのではないかという話が出て、それではと、みんなで行動に移したわけです。

私にとって学生時代に学んだ日本史は、歴史的事件やそれが起きた年号を丸暗記することが主で、あまり興味のもてるものではありませんでした（現役の時に選択した日本史のセンター試験は58点と散々でした）。しかし、その時代を生きた人々の想いに焦点をあてた偉人伝であったり、その時代を生きた人々の考えを主題とした歴史小説を読むと、とたんに日本史が面白く興味深いものとなりました。登場人物の生き様や生きる力、そのダイナミズムに触れ、その歴史があって今自分がここに生きていることの素晴らしさ、また、私が感じ取った日本の素晴らしさ、それらを私の法人のスタッフたちにも感じてほしいと思いました。

日頃は、院長とスタッフ、あるいは上司とスタッフ、人間として上下はないとしてはいるものの、なかなか対等に話しづらい関係だと思いますが、この歴史検定に取り組むうえでは、まったく対等、今までとは異なる仲間意識や信頼関係ができたように感じます。これからも、医療の世界を離れてともに学ぶという体験を増やし、その時間を大切にしていきたいと思います。ちなみに、私は日本史検定3級に合格できました。

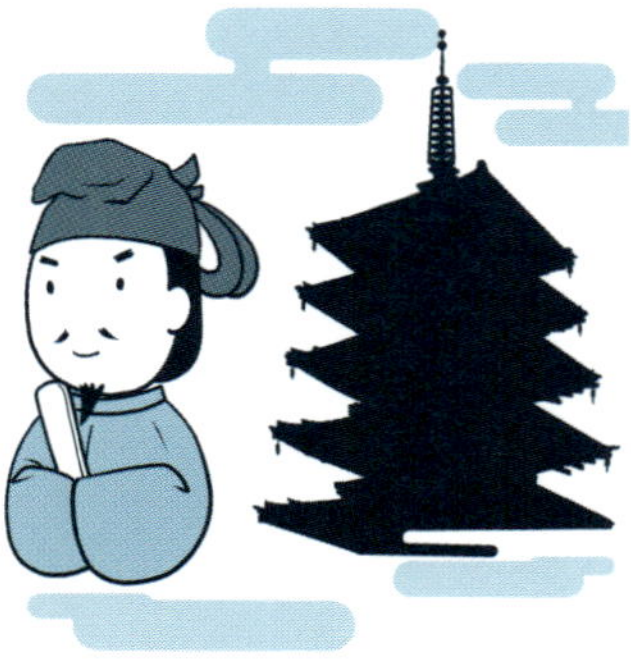

Chapter 4

ワーク・ライフのバランスに悩むドクターへ28の提案

皆さんは「比較優位の原則」という概念をご存知ですか？　比較優位の原則とは、イギリスの経済学者であったデヴィッド・リカード博士が提唱した概念で、一国の経済では、他国と比較して得意な産業（比較優位をもつ財やサービス）の生産に特化し、それ以外の産業（比較劣位にある財やサービス）は輸入することによって、互いに多くの財を消費できるという国際分業の利益を説明する理論です。

よく言われるたとえに、アインシュタインとその秘書の話があります。アインシュタインは物理学ばかりでなくタイピングも秘書より優秀かもしれないけれど、時間という制約があるなかではタイピングは秘書に任せて、アインシュタインはすべての時間を物理学の研究に集中するほうが総合的には大きな成果が上がるというたとえです。そして、これは一つのクリニックの経営においても成り立つ考えではないかと私は考えます。

皆さんはご自身の時給がいくらくらいかを念頭に置いて仕事をされているでしょうか？　アメリカの実業家でビジネスコンサルタントの権威であり、セールスの神様とも言われているブライアン・トレーシー氏のセミナーで聞いたことなのですが、自分の年収を２０００で除するとおおよその時給が算出できるそうです。２０１５年の勤務医の平均年収はおおよそ１２００万円との統計を目にしたことがありますが、仮に開業して年収が２０００万円だとすれば、そのドクターの時給はおおよそ1万円ということになります。日本の最低賃金は都道府県により多少異なりますが、他と比べて高い東京でも２０１７年9月時点で９５８円、それと比較してご自身の時給を1万円としたときに、その1万円に値する仕事は何かを考え、選択する必要があると私は考えます。

例えば製薬会社のＭＲさんとの面談を考えてみます。ＭＲさんから新薬の効果や医学界の動向など貴重な情報を得ることができるのは、皆さんご存知のとおりです。開業するといろいろな製薬会社のＭＲさんがクリニックにやって来ます。しかし、常に自分の貴重な昼休みがＭＲさんとの面談に費やされることになるのは好ましくないと私は考えています。たとえ1回当たりたった30分の面談であったとしても、その面談で得られた情報に1万円×０・５＝５０００円の価値が見い出せたかどうかを考える必要があるのではないかと思っているのです。

そこで、私はMRさんとそう頻繁にお会いしていません。なぜなら、MRさんのなかには、その日の業務日報に「○○先生」と面談したと記入したいがためだけにアポを取る方もいらっしゃるからです。そのことも勘案したうえで、私の法人ではアポは秘書を通して受けることとし、秘書が面談の内容を伺って、必要な情報かどうかを事前に判断してふるいにかけるようにしています。

しかし、MRさんは日頃からお世話になっている大切な取引業者さんのお一人ですし、時として新薬の治験状況など大変重要な情報をもたらしてもくださるわけですから、年に2回、医療機器メーカーさんや医薬品の卸業者さんなども含めた出入りの取引業者さんを一堂に会して懇親会を開いて、お互いの情報交換の場を設けています。ちなみに最近の懇親会では、京セラドームを借り切って野球大会を開いたり、ブタの丸焼きパーティーを開いたりもしました。単なる飲み会とせず、みんなが楽しめるイベントを企画することで、私と取引業者さんの信頼関係だけでなく、クリニックのスタッフと取引業者さんの信頼関係や、取引業者さん同士の仲間意識もつくってもらい、お互いのプラスにしてほしいと考えています。

このほか、様々な事務処理についても、例えば、レセプトの返戻請求の際にも請求書の内容のすべてをドクターが書く必要はないと思うので、事務方が対応できる欄は事務方にお願いし、自分はドクターでなければ書けない箇所のみ記入するようにしています。ただし、その大前提として、その業務を任せられる人材を育成する必要があるので、開業当初からできるわけではありません、開業する際は、有能で長く働いてくれるであろうスタッフを採用するための目を養う必要があるでしょうし、スタッフの育成には貴重な時間を割く価値があると思っています。

とはいえ、開業当初から私がこのような考えをもっていたわけではありません。医学生の頃は、特に車が趣味というわけでもないのに、2年に一度の車検時にディーラーに支払う費用がもったいないと思ったので、自分で車検場に行き、手続きすべてを行ったりもしました。今思えば、当時の家庭教師のアルバイト代を考えて、車検に費やす時間の価値と車検代行に支払う金額との比較などまったく念頭になかったと言わざるを得ません。

教育学者の斎藤孝氏もその著書のなかで30歳を過ぎる頃になってやっと時間の価値を感じるようになったとおっしゃっていますが、私も開業し、分院をもち、MAFという開業医コミュニティーを立ち上げるなど事業を拡大するにしたがって、また年齢を重ねるごとに時間の大切さをより感じるようになってきています。一人の人間に与えられた1日は等しく24時間、様々な立場になると時間の使い方を考えなくては、すべてをこなすことはできません。私がプライスレスで考えているのは、家族や親しい友人と過ごす時間だけと言っても過言ではないでしょう。

プライベート以外では常に費やす時間の価値というものを念頭に置いて行動していますが、これは何も生産性を高めて儲けようとだけ考えているからではありません。梅華会の理事長としては患者さんに、開業医コミュニティーMAFの主宰者としては開業医の皆さんに、より価値のあるものを提供したいし、梅華会のスタッフには皆幸せになってほしいと思っているからです。

そして、ワーク・ライフのバランスに悩むドクターには、やるべきことに順位をつけて時間の使い方を工夫し、プライスレスの自分の時間をつくり出してほしいと願っています。そのためには、具体的に何をしたらよいのか……そのヒントをこれからご提案したいと思います。

1 みずから考え行動する

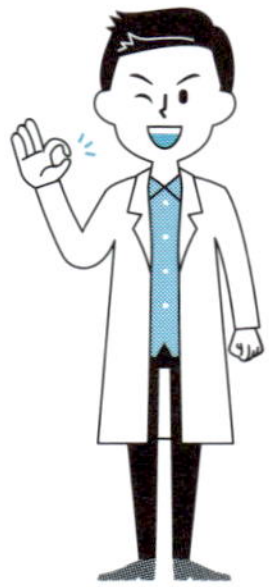

時間管理を突き詰めて考えていくと人生を管理する、つまり自分がどのような人生を歩みたいかを考える、ということになるのではないかと思います。

我々ドクターは、考えることに費やす時間をしっかり取らないのが習慣になってしまっていないでしょうか？　忙しくて考えている時間がないというのも一つの理由かもしれませんが、今までの人生の経験から、「考える時間を取ってもそれは徒労に終わる、だったら止めておこう」という意識が働いてしまっているのではないかと私は思っています。

ドクターのキャリアは、おおかた医局の方針に沿って形成されているのが通常だと思います。自分の勤務先も采配してくださる上司がいて、よく言えば面倒をみてもらっているので、それに頼って行動するのが習慣となり、自分で自分の行動を考えることに対する意識が薄れているように思うのです。

しかし、開業を決意したそのときから、自分で考え決断し行動しなければならないことばかりです。考えることに慣れていない私たちはついつい面倒になって、医療系の経営コンサルタントに丸投げして開業し、あげくの果てに診療とマネジメントに明け暮れて、自分の時間がもてないという状態になってしまっているケースをよく見かけます。

本当のドクターのキャリアというのは、一人の人間としてどう生きたいかを考えたうえで、自分で決めて管理していくものだと私は思います。人間としてどう生きたいかは人それぞれ、その人自身の心の内にしかないわけですから、自分の心の中の目標ともいえるキャリアパスを成し遂げるためには、自分で考えて計画を立て、積極的に行動に移すことが大切だと考えます。

そのことと同じくらい私が大切だと思っていることは、キャリアパスを成し遂げるために、自分のサポートをしてくれる人材を育てることです。これは何も開業医に限ったことではなく、例えば医局トップの教授を目指すとしても、研究職として極めるのであっても、優れたサポーターをもつことは欠かせないことだと思うのです。

今の私で言えば、理念を共にしたスタッフであり、理念を共にした開業医コミュニティーＭＡＦのメンバーであったりします。

私の好きな本に、キャリアパスに関して書かれた『人生の１００のリスト』（講談社）という、横浜生まれの作家で旅人でもあるロバート・ハリス氏の本があります。ロバート氏が、自分の人生においてやってみたいことを１００個リストアップして実際にやってみるという内容の本なのですが、そのリストを見ると、結婚するとか、映画制作をするといった多くの人が思いつきそうなものもあれば、洞窟で一夜を明かすとか、同性である男性と恋をするとか、刑務所に入るとか……普通では思いもつかない驚くべきものも入っていました。

ロバート氏の挙げたリストの内容の善し悪しは別として、この本を読んだとき、私たちも自分自身のキャリアに繋がるようなリストをつくることが大切だと強く感じました。例えば、１カ月の受診者数の目標とか、年間の論文の発表数とか、年間の学会や研究会の発表数とか、はたまた、家族との海外旅行とか、様々な目標を挙げることができると思います。

私もリストをつくっていますが、そのリストを見返すことによって目標が常に頭のなかに置かれることになるので、時間の無駄遣いに対して敏感になります。目標がこんなにたくさんあるのだから効率的に時間を使わなくてはならないという思考が無意識に働きます。つまり、知らず知らずのうちに時間管理を行うようになってきます。そして、そのことは間違いなく自分の人生管理を行っていることでもあると思うのです。

それでは、次からは、私が様々な試行錯誤を行った経験から有効と考える、時間の無駄をできるだけ少なくするための方法を具体的にご紹介していきます。

2 異業種から学ぶ

勤務医であれ開業医であれ、ドクターの場合は毎日の生活のほとんどを診療現場で過ごすのではないでしょうか。他の業種の方と接するると言えば、ドクターとして患者さんと接するくらい。中学や高校の同級生とは多少の接点があっても、日々診療に追われ、影響を受けるほどの深い付き合いはできていないのが現状でしょう。

診療現場を離れて学会や製薬会社のイベントやセミナーに参加しても、所詮そこで接するのはドクターや製薬メーカーや医療機器メーカーの方々で、同じ医療業界内での交流でしかありません。同じ医療業界の方々ばかりと接していると、目から鱗のような大胆な発想の転換を得られる機会は少ないのではないかと思います。

開業医となると地域の医師会の方々と集まる機会もありますが、そこも同業者の集まり、差しさわりのない話が出るだけで、大きな刺激を受けることはほぼないでしょう。スタッフがすぐ辞めてしまって困りますねぇ……と愚痴は出し合っても、皆で解決策を考え合うことはありません。

私はそこから一歩踏み出し、弟に誘われて中小企業経済同友会に参加し異業種の経営者の方と一緒になって学ぶという機会を得たわけですが、そこではクリニックの院長といっても一つの業種のトップに過ぎず、経営者としてはまったくもって無知で無力であることに愕然としたのです。

確かに今までのドクターのヒエラルキーから出る、安全領域外に出るのは勇気のいることです。とかくドクターは外のコミュニティーに出掛けることを嫌う傾向にあるとも感じています。実際に様々な業種の経営者たちのなかに入れば、今までのドクターとしてのプライドや尊厳の確保はむずかしいですし、世間から見ればいわゆる世間知らず、ちょっと接しにくいと思われていることも事実です。

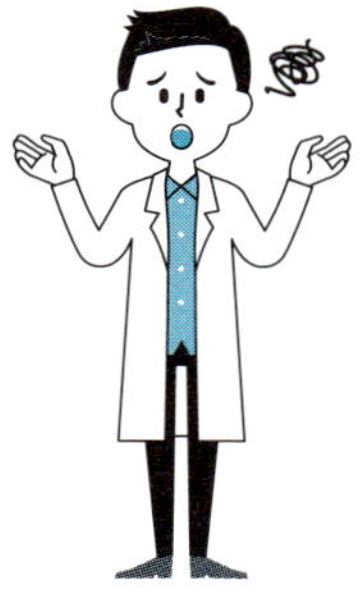

しかし、外の世界へ勇気を出して飛び込んだ私から言わせてもらえば、異業種の方々の考え方や経営に対する姿勢・方法には、学ぶことが非常に多いのです。そして、そこには時間の使い方や時間のつくり方に対するヒントもたくさんあります。皆さんも勇気をもって、ドクターのヒエラルキーから飛び出してみてください。

3 目標を設定し公開する～SMARTEの法則～

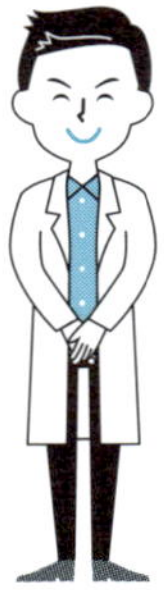

自分の人生をどのようにしたいのかという明確な目標があれば、その目標を達成するためのエネルギーが自分のなかにみなぎって行動を起こすパワーになると思っています。そして、その目標をスタッフと共有し同じ目標に向かって歩むことができれば、自分の時間をはるかにうまく使えるようになります。

まず、目標を設定するうえで大事なのは、その目標が本当に自分が望んでいるものなのかどうかをじっくり考えることです。心の底から望んでいるものであれば、それを達成するためには多少の困難も乗り越えられるからです。もしその目標が建前だとしたら、困難を乗り越えるパワーが湧いてこないと思います。

そして、心から望んでいる目標を設定できたなら、次は有言実行です。有言する相手はスタッフや家族、あるいはＳＮＳで友人に発信するのもよいのではないでしょうか。このように目標を皆に発表してある種のプレッシャーを自分にかけることは、実行するうえでとても有効だと感じています。ここで言うプレッシャーはマイナスなイメージのプレッシャー、つまり心的ストレスではありません。人は基本的には楽な道に流れるという習性をもっていると思います。そして、その習性は、今までエリートとして人生を歩んでこられた皆さんであっても例外ではないと思っています。楽な道に流れそうになったときに、周囲に発表してしまったというプラスのプレッシャーがかかり、軌道を修正してくれるのではないか、と考えています。

そうして修正しながら着実に努力を重ねていくと、目標が日に日に自分のなかに深く落ち込んで潜在意識になります。潜在意識をもつと自分で思っている以上の能力が出ます。脳のなかに目標達成のためのナビゲーションシステムがあるかのように、自動的に自分の取るべき行動が見えてくるのです。

私のことを少しお話しすれば、クリニックの経営以外の趣味の目標として、２０１７年は、①ゴビ砂漠マラソン完走、②トライアスロン完走、③野菜ソムリエの資格取得――の３つを掲げました。この目標は家族にも、梅華会のスタッフにも、そしてＳＮＳで繋がっている皆さんにも公言しました。

それと同時に、潜在意識に落とし込むために部屋の壁に宝地図と称するイメージ図を貼りました。宝地図には、家族との旅行の写真や前回の出版記念講演会の様子を写した写真などとともに、壁にゴビ砂漠マラソンを完走した人の写真を貼りました。困難を乗り越えゴビ砂漠マラソン完走という目標を達成したイメージを宝地図に貼り、日々それを眺めることで、目標に対する私の潜在意識に強い働きかけが得られたように

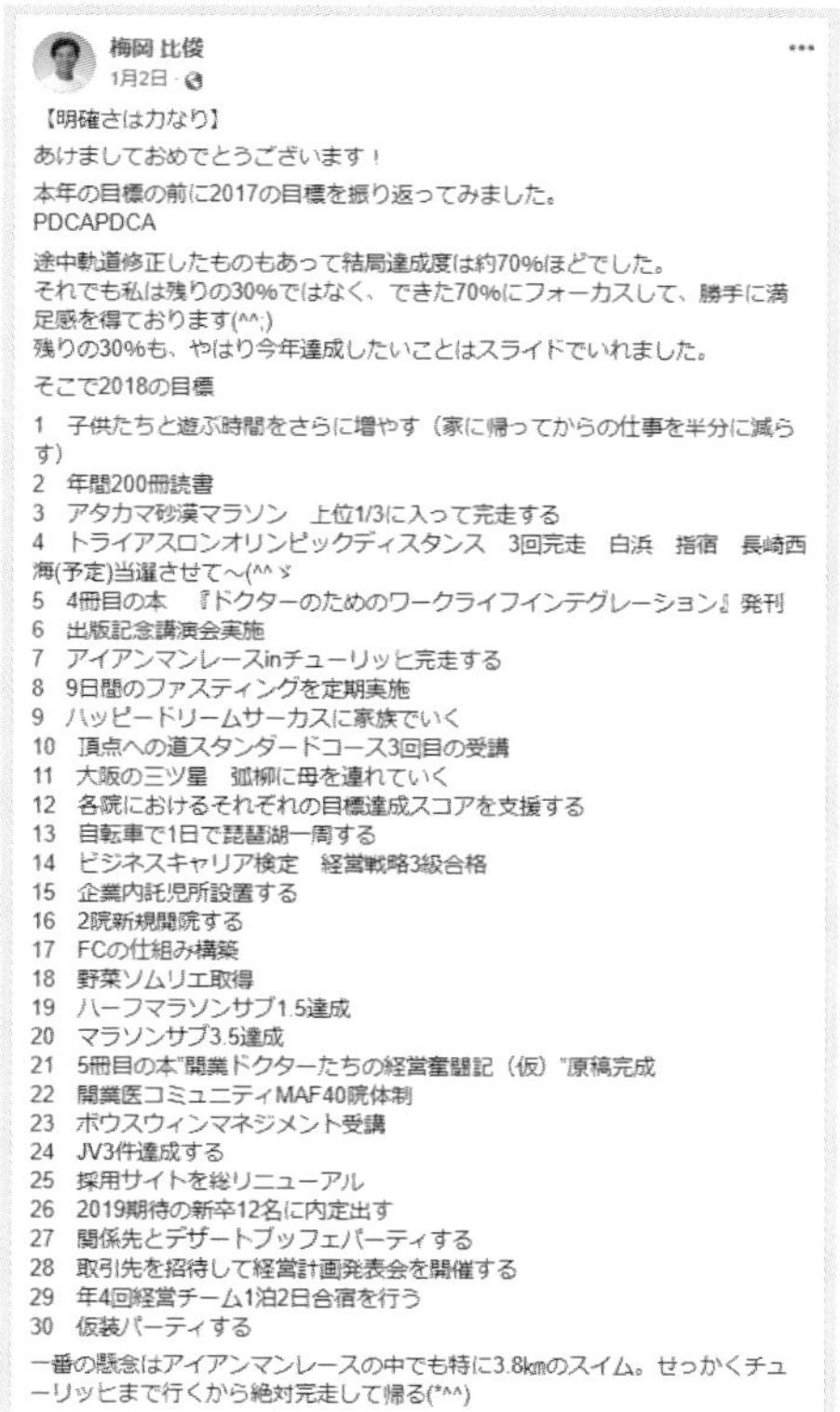
梅岡 比俊
1月2日・

【明確さは力なり】

あけましておめでとうございます！

本年の目標の前に2017の目標を振り返ってみました。

PDCAPDCA
途中軌道修正したものもあって結局達成度は約70%ほどでした。

それでも私は残りの30%ではなく、できた70%にフォーカスして、勝手に満足感を得ております(^^;)

残りの30%も、やはり今年達成したいことはスライドでいれました。

そこで2018の目標
1　子供たちと遊ぶ時間をさらに増やす（家に帰ってからの仕事を半分に減らす）
2　年間200冊読書
3　アタカマ砂漠マラソン　上位1/3に入って完走する
4　トライアスロンオリンピックディスタンス　3回完走　白浜　指宿　長崎西海(予定)当選させて～(^^ゞ
5　4冊目の本　『ドクターのためのワークライフインテグレーション』発刊
6　出版記念講演会実施
7　アイアンマンレースinチューリッヒ完走する
8　9日間のファスティングを定期実施
9　ハッピードリームサーカスに家族でいく
10　頂点への道スタンダードコース3回目の受講
11　大阪の三ツ星　弧柳に母を連れていく
12　各院におけるそれぞれの目標達成スコアを支援する
13　自転車で1日で琵琶湖一周する
14　ビジネスキャリア検定　経営戦略3級合格
15　企業内託児所設置する
16　2院新規開院する
17　FCの仕組み構築
18　野菜ソムリエ取得
19　ハーフマラソンサブ1.5達成
20　マラソンサブ3.5達成
21　5冊目の本"開業ドクターたちの経営奮闘記（仮）"原稿完成
22　開業医コミュニティMAF40院体制
23　ボウスウィンマネジメント受講
24　JV3件達成する
25　採用サイトを総リニューアル
26　2019期待の新卒12名に内定出す
27　関係先とデザートブッフェパーティする
28　取引先を招待して経営計画発表会を開催する
29　年4回経営チーム1泊2日合宿を行う
30　仮装パーティする
一番の懸念はアイアンマンレースの中でも特に3.8㎞のスイム。せっかくチューリッヒまで行くから絶対完走して帰る(*^^)

感じます。ちなみに、ネットから切り出したゴビ砂漠マラソン完走者の写真は、無事目標を達成できた今は、ゴビ砂漠マラソンを完走し日の丸とともにニッコリと笑っている私の写真に差し替わっています。

皆さんは、目標設定の方法として具体的に目標を決める「SMARTの法則」をご存知でしょうか？「SMARTの法則」とは、Specific（具体的、わかりやすい）、Measurable（計測可能、数字になっている）、Agreed upon（同意して、達成可能な）、Realistic（現実的で結果志向）、Timely（期限が明確、今やる）の頭文字を取ったもので、端的にいえば、より具体的に目標を設定するとその目標は達成しやすくなりますよ、ということなのですが、私は、その最後に情熱（Emotional）のEをつけ、「SMARTEの法則」をお勧めしたいと思います。なぜなら、目標達成には、何が何でも達成するんだという情熱が不可欠だと思うからです。

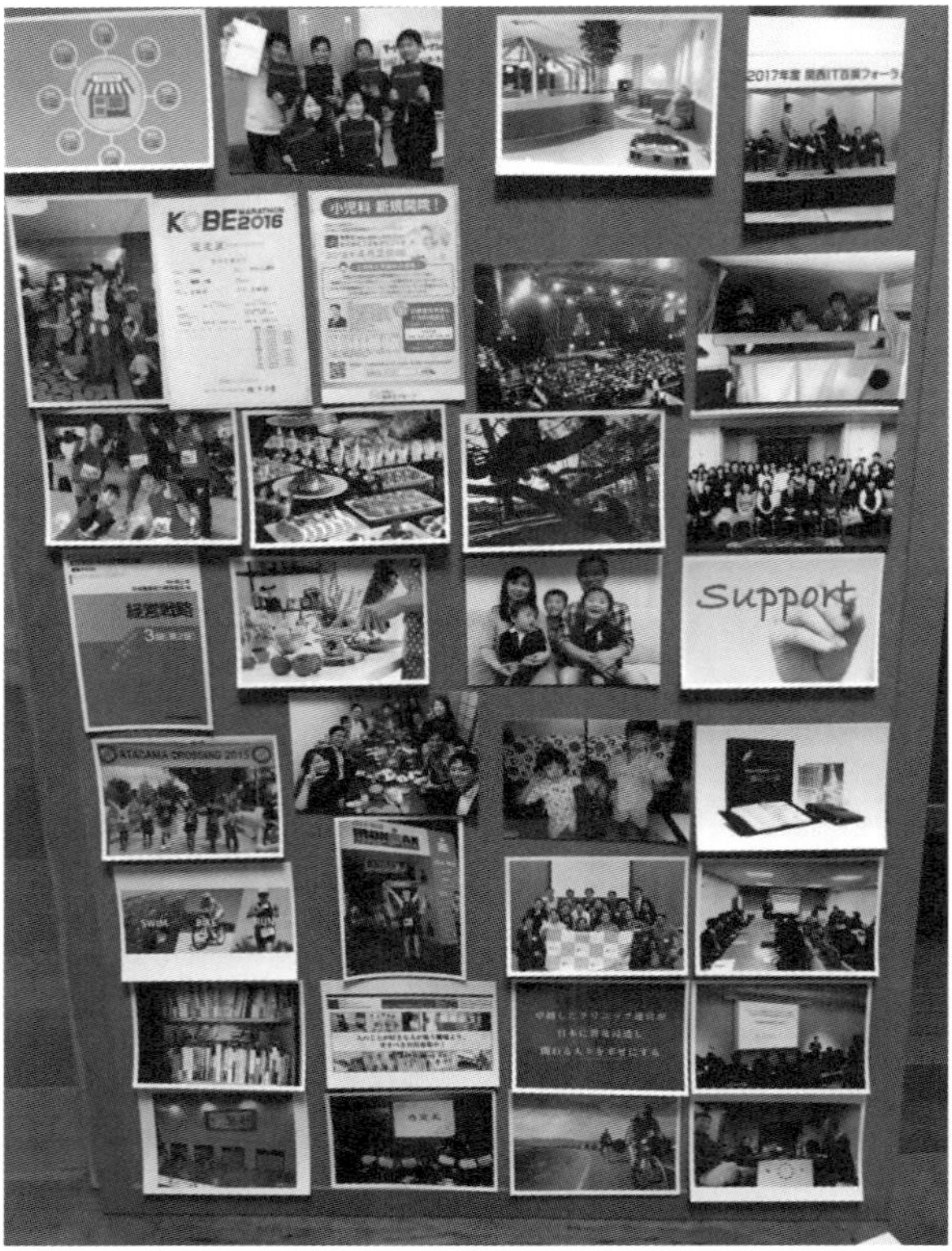

4 時間を可視化してタスクを洗い出す

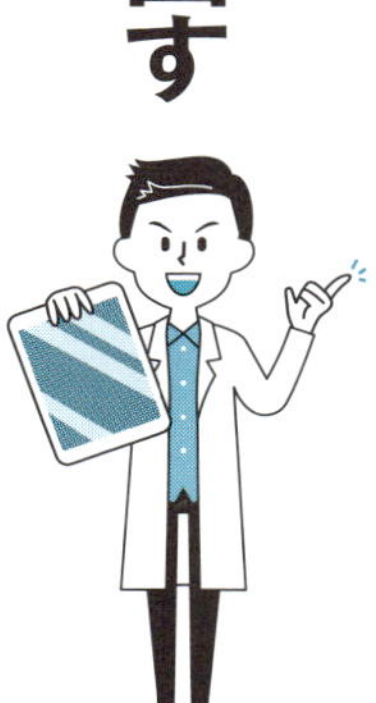

時間を可視化するとは、簡単に言うと自分のやるべきことをリストアップして優先順位をつけ、常に目に入る状態にするということです。私は、先にもお話ししましたように書き出したリストを自宅でもクリニックでも壁に貼り出し、頻繁にそれを眺めるようにしています。

その書き出したリストを見ていると、これからしなければならないことのイメージ、全体像がつかめます。そして、そのイメージに沿って必要な目標が見えてきて、その目標を達成するためにはどれを優先して、それに対してどのくらいの時間を使えばいいのか、つまり、どのような時間割で生活すればいいのかがわかってきます。あとは、いっさいの妥協なしにその時間割で生活するよう努力しています。

また、つくったやるべきことのリストはスタッフにも公開することをお勧めします。なぜなら、そうすることで、そのリストを見たスタッフが、院長の忙しさに気付き、何かを感じ取ってくれるからです。そして次は、これは院長自身にやってほしい仕事だとか、これなら私たちスタッフでもできる仕事だとか、スタッフに割り出しをしてもらうのです。梅華会のスタッフは、日々忙しそうに動き回っている私を見て、自ら進んでできそうな業務を選んで引き受けてくれています。

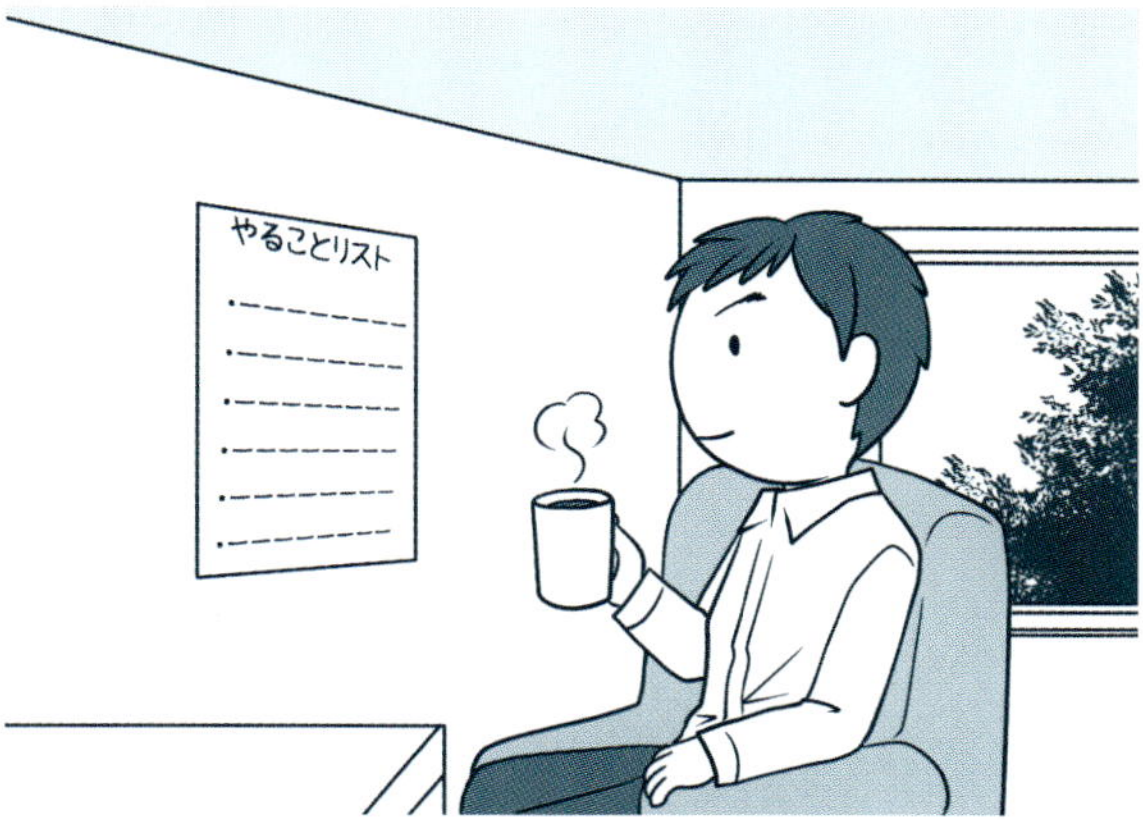

実際には、スタッフがまだ十分に育ちきっていない成長過程にあるうちは、スタッフにお願いした仕事が、結局できなくてまた戻ってくる可能性もありますが、ここは思い切ってスタッフに任せてみましょう。そして、仮にうまくいかなかった場合は、うまくいかなかった理由を本人によく考えてもらい、どうしたら次はうまくいくのかについても案を出してもらいます。

この行程を繰り返し行っていると、スタッフが成長し仕事が戻ってくることが減り、やがてはなくなってきます。将来的には権限委譲が可能となり、院長のやるべき仕事を減らすことに繋がっていくのです。

5 スケジュールを決める

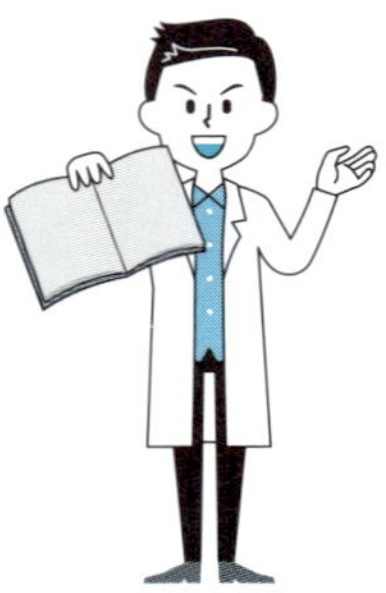

目標が定まったら、スケジュールを決めます。スケジュールに従ってピッチリ行動することは一見窮屈に感じるかもしれませんが、秩序なく手当たりしだいに行動していたのでは成果が上がらないのも事実です。**「無計画とは失敗を計画していることである」**と、人材開発で有名な青木仁志氏がおっしゃっていたとおりではないかと思います。仕事でもプライベートでも、自分の思い描く成果を上げたいのであれば、スケジュールを決め、それに従って行動することが重要なのは、私の経験上でも間違いないことです。

私は、趣味のトライアスロンやマラソンのために必要な運動についても、スケジュールを決めて実行しています。運動することは身体のみならず、心や頭にとっても不可欠で、運動することでポジティブな考えを得ることができたり、頭のモヤモヤが消えて冴えてくると実感しています。

私の場合、運動の理想的な量は、週3回・各30分、ランニングやスイミングなどの有酸素運動を行うことなのですが、以前の私はそれを継続することが困難でした。今でこそ250㎞のゴビ砂漠マラソンやトライアスロンを完走していますが、すでに何度かご紹介させていただいたように、以前の私は体重76kgで、尿管結石に痛風という持病を抱えたうえ、運動習慣もなく、通勤も車、さらに外食の多い日々を送っていました。しかし、はたして医療の専門家がこれでいいのだろうか……と思い至ったことがきっかけで、学生時代に野球やテニスに打ち込んだことを思い出しながら、まずはランニングを始めようと考えたのです。しかし、具体的な目標を設定しないまま、ただ漠然と週3回・各30分のランニングをしようと思っても、今日は○○だから明日にしよう、今週はまだ4日あるから大丈夫などと、ついつい先延ばしにしてしまい、結局、「今週も実行できなかった」という結果に繋がってしまっていました。

それを克服できたのは、具体的な目標を設定してからです。あるマラソン大会に出場すると決め、周囲に宣言したのです。しかも、大会のエントリーを済ませ、会場までの交通のチケットも手配してしまいました。こうなると引くに引けない状況になります。その結果、逆算してスケジュールを立ててトレーニングをすることを実行せざるを得なくなりました。

こうして健康のために始めた私の運動習慣は、今やその域を超えて過酷なトレーニングになってきた感はありますが、自分の限界を超える成果を味わうことができると、ますます自分のなかの成功イメージが拡大するといった意味では、十分な価値があるのではないかと思っています。

ここでは例として私のトレーニングのことを紹介しましたが、何事であれ皆さんがスケジュールを行動に移す際には、具体的に目に見えるかたちで目標を設定して、達成した姿を想像しつつ計画を立てることをお勧めします。

6 優先順位を決める

やらなければならないことや、やりたいことをリストアップしてみると、診療、診療以外の仕事、自己啓発、趣味、家族や友人との語らい……などなど、たくさん出てくると思います。限られた時間のなかで仕事においてもプライベートにおいても最大限の成果を上げるためには、このリストのなかで優先順位の高いものから順に取り組むようにすると良いと思います。

優先順位をどのようにつけるかというと、「時間管理のマトリックス」（P．48参照）で言えば、当然、第1領域の「重要かつ緊急なもの」が一番先に来るのですが、次は、ぜひ、「緊急ではないけれど重要」な第2領域の課題を優先してほしいと思います。

私は、朝6時に起床してからの1時間半を私の法人にとって緊急ではないけれど重要な第2領域の課題に取り組む時間と決めています。例えば、スタッフへの権限委譲のサイクルに関してであったり、法人の中長期計画の立案であったり、スタッフ教育の仕組みづくりであったり……。資金需要の管理もこれに当たります。

これらの第2領域の課題は、解決が困難だけれど、クリアできれば将来的に成果を上げることに繋がる課題であるケースが多いのです。とかく人間は手の付けやすい問題から取り掛かったり、簡単な作業から始めたりしがちだと思うので、私は、そうならないために、朝一番の頭がクリアなうちに、こうした重要な課題に取り組んでいます。皆さんも1日のどこかに、緊急ではないけれど重要な第2領域の課題に取り組む時間をもってみてはいかがでしょうか。

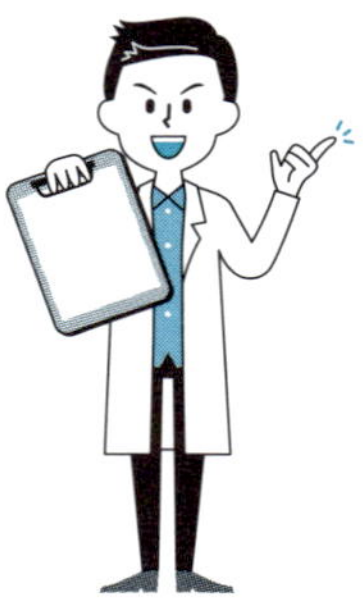

7 やらないことを決める

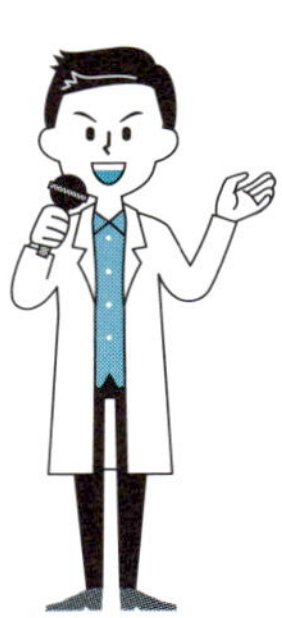

〝時間管理〟において最大のカギとなるけれど、実行がむずかしいのが、やらないことを決めることです。「やらない」と決めるのは勇気のいることですから、実行してみると、思った以上に必要なことに使える時間をたくさんつくり出すことができ、結果、事業の成果が上がるはずです。

これはアメリカの自己啓発作家であるアンソニー・ロビンズ氏のセミナーで聞いた話ですが、彼はここ20数年間、スーパーマーケットに行ったこともないし、車にガソリンを入れたこともないそうです。スーパーマーケットに彼が行かなくてもいつも冷蔵庫の中には彼が欲する食料がたっぷりと入っているし、車にガソリンを入れなくても行きたい場所に行くだけのガソリンは常に給油されているのだそうです。それは、そうなるよう彼の代わりに誰かがやってくれる仕組みをつくってあるからです。

その話を聞いて私は、自分でもまずできることから始めようと、自家用車へのガソリンは自分で入れないことに決めました。今は秘書に給油をお願いしています。自家用車の給油を秘書にお願いしていることに疑問を抱く方もいらっしゃるでしょうが、その時間で法人にとってもっと価値のある業務を行い、結果、何らかのかたちで法人に還元できれば、秘書にとってもプラス、ですから、それもありかなと思っています。秘書採用をできるかできないかの基準は単純で、自分の年収を３００万～４００万円下げることができるかできないか……ということだと思います。それを秘書の給与に充てればいいのです。

給油はほんの一例ですが、このようにやらないことを決めない限り、ドクターであり、経営者であり、トライアスリートであり、ドクターのコミュニティーを運営しながら、おまけに本も書くという今の自分の生活は到底できないと感じています。そして、いったんやらないと決めたなら、一度ならいいや……と安易に妥協せず、それを貫くことが必要だと考えます。

8 やり方のルールをつくる

やらないことを決める一方、やると決めたことに関しては、ルールをつくることが時間を捻出することに繋がります。

例えば、現在では通信媒体としてなくてはならない電子メールやSNSですが、これらを読んだり返信することにも一定のルールをつくるべきと思います。私は、メールやSNSの返信は昼休みにまとめて送るというルールをつくっています。メールなどの内容を見て電話が必要な場合も、その時間帯にするようにしています。なぜなら、診療中はもちろんこれをするドクターはいないでしょうが、診療以外の業務のときにSNSのポップにいちいち反応していると、本来しなければならない業務に集中できなくなるからです。

私の場合、午前の時間を、診療のある日は診療、診療のない日は将来に関する考えをまとめたり、内省をしたり、法人の中長期計画を練り直したり、あるいは執筆をしたりする時間と決めています。このルールは休日であっても、家族と過ごすこと以外では変更しません。

このようにルールをつくり実行することで、私の行動の秩序は保たれています。秩序なく行動して様々な課題

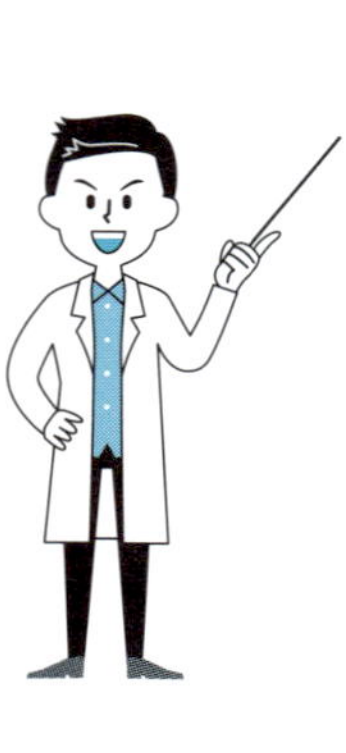

に自分の思考が移ると、集中力が落ちて仕事の成果が下がるのは、どなたも一緒でしょう。ですから適切なルールを決めることは必ず行うべきだと思います。

9 ルーティンをつくる

やり方のルールをつくることと合わせてお勧めしたいのが、1日の生活のなかにルーティンをつくることです。私は野球に燃えた中学生時代を過ごしました。うまくなりたい一心で、帰宅後も毎日自ら進んで自主練として、何百回も素振りを行っていました。今となってはどうしてあんなに熱心だったのだろうと思うほど、毎日夕食後、欠かさず行っていました。

その理由は、ひとえに好きで熱中していたからというのもありますが、今考えるに目標があったことも大きいと思います。その目標は、地域で行われる野球大会で3割を超える打率を残したいということであったり、4番打者というポジションを他に譲りたくないということであったり……。また、隣で練習している弓道部の女子にカッコイイ姿を見せたいなどという中学生の男子らしい望みもあったように思います。ともあれ、中学生の私は、面白くもない素振りの自主練を毎日行い、それは自動的に習慣化され、やがてルーティンとなりました。

それと同じように自分の求める仕事像や仕事観、あるいは1日における時間の使い方を考えたとき、自分の目標達成のためにこれは絶対必要だ、大事だと考える行動には、おのずとルーティンがつくられるでしょうし、逆にルーティンをつくるべきではないかと思います。

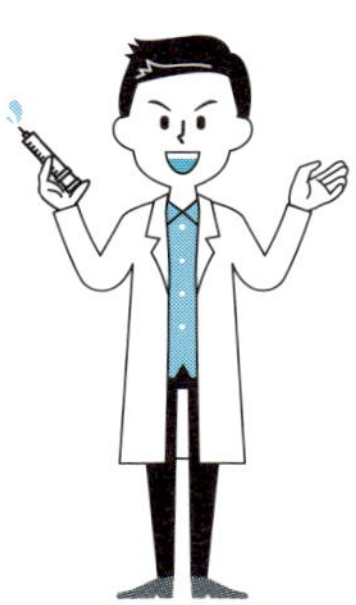

私のルーティンの一つは、就寝前の1時間の読書です。これは私にとって楽しみでもありますし、至福の時間でもあります。読む本のジャンルは多岐に渡り、読みたいと思ったものなら何でも読みます。読書が習慣化され始めた頃は、主に好きな歴史小説や医療経済系の本を読み、少しずつジャンルを広げていきました。今までに手にしたジャンルは、前述をはじめとして、日本史、ビジネス、自己啓発、心理学、コミュニケーション理論、リーダーシップ論……などなど。そして、現在、私が課題として取り組んでいるのが世界史に関する本です。世界史は、受験勉強をしていた頃からあまり得意でなく触れる機会が少なかったのですが、世界の歴史にもっと詳しくなりたいと思うようになりました。けれども、登場人物が多くなってくると、名前やポジションが整理しきれなくなってきて、従来の苦手意識が表れて眠くなってしまうのが現状です。

それでも私が世界史に取り組んでいるのは、歴史に名を残した人物がそのときどのように考え、どのように行動したのか、そしてその結果はどうだったのかということを理解すれば、自分のこれからの行動の物差しになるに違いないと考えたからです。

読書に限らず、ご自分の好きなことでよいので、仕事や趣味にプラスに働く何かを1日のルーティンに取り入れてみてください。ルーティンは1日の時間管理の柱になるので、行動計画がつくりやすくなると思います。

10 1日の行動を記録して分析する

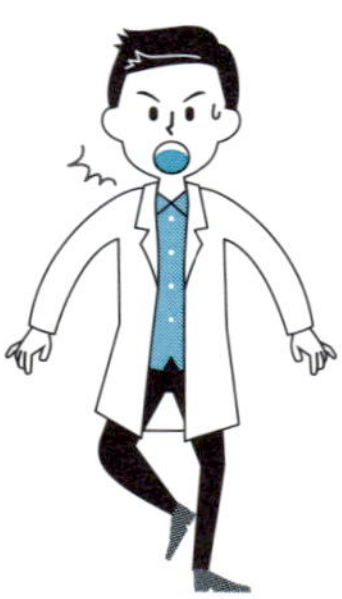

以前、岡田斗司夫氏が紹介した「レコーディングダイエット」というダイエット法が流行したことがあります

が、皆さんご存知でしょうか？　何時に何を食べたかをすべて克明にレコーディング（記録）して、その内容を振り返り、自省を促すことでダイエットが成功するという内容です。

これと同じように、1日の行動を細かく手帳に記録し、1日の終わりに分析することをお勧めします。私の経験をお話しすれば、数年前、私が1日の行動をレコーディングして分析した結果、テレビを観る時間がとても多いことがわかりました。大好きなお笑い番組や野球放送を観たりしていたのです。また、いろいろな文言をネットで検索しているうちに次々に別のサイトに飛ぶというネットサーフィンをしている時間が長かったこともわかりました。

もちろん、あの頃の自分を否定しているわけではありませんが、その記録を見て、テレビの視聴やネットサーフィンは優先順位が低いと判断しましたので、やめる決断を下しました。

1日の行動をレコーディングし分析すると、自分の行動のなかに時間の無駄遣いがあると気付くでしょう。時間管理のためには、まずは時間の無駄遣いに気付くことが大事で、そのために、レコーディングは有効な方法と考えます。

11 NOと言う勇気をもつ

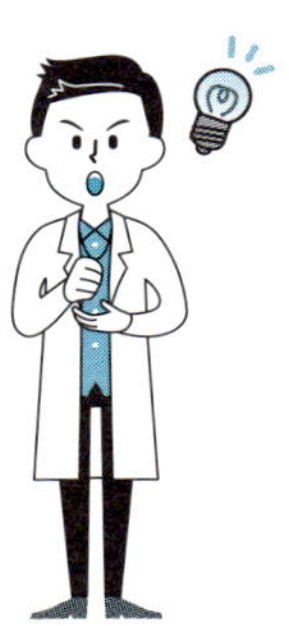

ドクターをしていると、製薬会社のMRさんや保険会社の営業さんなどが面会を求めてくることがたくさんあると思います。

私も開業したばかりの頃は、たとえ飛び込み営業であってもすべて自分自身で対応していたのですが、そのことに取られる時間があまりにも膨大になってきてしまったので、その類のアポはすべてメールで依頼してもらい、目的が明確かつ私にとって有用な場合にのみ面会の時間を設けるようにしました。

皆さんは19世紀イタリアの経済学者、ヴィルフレド・パレート博士が発表した「80対20の法則」をご存知でしょうか？　イタリアの国の財産の80％は、20％の人が生み出しているという事実から、経済における数値の大部分は平均的に分布しているのではなく、全体を構成する一部分の要素が生み出しているということを証明した理論です。

現在では、ビジネスでは売り上げの80％は全顧客の20％の人が生み出しているのだから、売り上げを伸ばすためには、全顧客を対象としたサービスを提供するより、20％の顧客に的を絞ったサービスを提供するほうが効果的だ……といったかたちでこの法則が使われています。

また、この「80対20の法則」は、経済だけでなく自然現象や社会現象などの場面でも用いられることがあります。そこで、私はこの「80対20の法則」を時間に当てはめて考えてみました。「80対20の法則」に当てはめれば、私たちが得られる成果の80％は、私たちが使っている時間の20％から得られていることになります。ということは、その有効な20％に意識をフォーカスして効率的に行動することが、成果をアップするためのより効果的な方法になると考えたわけです。

これは、時間の使い方や時間管理がいかに重要であるかということを表すものだと思っています。そして、院長にとって、80％の成果を生み出す20％の時間に行わなければならない仕事は、自分のキャリア（働くことにまつわる生き方）をどう求めて、自分の専門領域をどのように伸ばしていくかを考えることであったり、クリニックの中長期的な経営戦略を練ることであったり、クリニックのミッション・ビジョン・バリューをスタッフに浸透させる方法を考えることであったり、リーダーや幹部と自分の決定を共有することであると考えます。

さらに、この「80対20の法則」からいえば、スタッフにクリニックのミッション・ビジョン・バリューを浸透させることも、スタッフ全員に均等に時間をかけて教育するのではなく、20％の幹部やリーダー的存在に80％の時間をかけるほうが効果的ということになります。

この法則を裏から見れば、残り20％の成果しか出せない80％の行動に対してはNOと言う選択肢があるということだと思いませんか？　NOと言う勇気、ぜひもってください。

12 生産性を向上させる

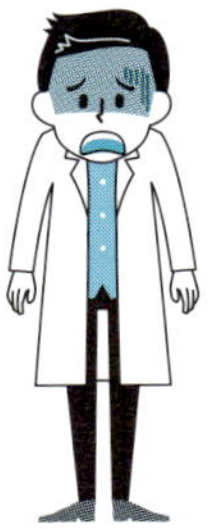

医療の提供と生産性の向上とを繋げて考えられないドクターは意外と多いと感じています。**「医は仁術なり」**という貝原益軒の言葉がありますが、この採算度外視の考えを貫くがゆえに、生産性の向上を図ろうとしないのではなく、生産性の向上の必要性を感じていらっしゃらない、つまり、現状に不満がない、満足していらっしゃる方が多いのだと私は思います。

しかし、私から見れば、現状に満足してしまっているのはもったいないですし、本当に現状を基準としてしまっていいのか、再考の余地があると思っています。皆さんの能力はもっともっと高いのです。その能力を十分発揮すれば、現状の時給1万円が2万円にも3万円にもなります。そして、それは単に自分の収入が増えるということだけではなく、スタッフに還元することもできますし、ハードの手直しをして患者さんによりよい環境で受診していただくこともできます。

私自身も、基準をより高くすることに目を向け、常に今の基準以上の何かを求め続けた結果として、こうして皆さんのお手伝いができる現在に至ったのだと思っています。

医療現場で生産性を向上させるという意味でいうと、クリニックの診察の流れで一番詰まるところ、いわゆるボトルネックは、受付でも会計でも検査でもなく、結局はドクターの診察なのです。このことを考えたときに、梅華会ではボトルネックを解消するための一つの対策として、補助的なツールとしてアイパッド（iPad）を使って患者さんの疾患に関して動画で説明を流すことにしました。例えば中耳炎であれば、アイパッドを使って中耳炎を起こした耳の中の様子やそれに対する治療を動画で説明するわけです。これで、ドクターが患者さんに説明する時間を短縮できます。

あるいは梅華会は、スタッフによってアフターカウンセリングを行っているのですが、アフターカウンセリングでは、例えば副鼻腔炎はこのような治療法を通してこのような経過をたどり治癒に至ります。そして、注意点はこうです……というようなことも説明します。

これらのことを通して仕事を分散化させることによって、医師の診察のところでの渋滞、そのボトルネックを解消しようとしたわけです。様々なアンケートを通して患者さんからいつもご指摘いただくのは、待ち時間の長さに対する不満です。ボトルネックを解消することが最終的に患者さんの満足度を下げずに待ち時間を減らすということに繋がると思うのです。それとともに、単位時間当たりの患者さんの診察数が上がれば、生産性を向上させることになります。

また、梅華会では、医師や看護師は資格をもっているから特別にエライというわけではなく、それを一つの役割として捉えています。その考えをスタッフに伝えたうえで、看護師も終業時の掃除を一緒にしてもらって皆で早く帰宅できるようにしています。私はこの契約だからこの仕事はしません……ではなく、空いた時間はどんな仕事でもできるようなマルチタスク性をスタッフ全員に強いています。

あるいは、梅華会ではリーダー教育にしっかりと時間を割き、本院、分院を含めた各院で主体的に判断するという仕組みをつくっています。例えば、クリニックにおける支出の決裁権は1万円以内と決めていますが、何か物品を発注しようとしたり、何かを考えたときも本部と現場のやり取りに時間が割かれると、それも生産性に影響するので、できるだけ現場で考えて自分たちで主体的に考えてもらえるような仕組みを意識して使うことによって生産性の向上を図っています。

その仕組みとは、後述するチャットワークの活用やジースイート（G Suite）を使うこと、つまりＩＴにも生産性の向上に協力をお願いしているわけです。ＩＴの強みは同じことをただ永遠に単調に繰り返すことですし、我々人の強みは考えることです。そこを切り分けて考え、単純な繰り返し作業はＩＴに任せようという取組みを行った結果、２０１８年３月、ありがたいことに関西におけるＩＴ企業百撰という賞の優秀企業として表彰を受けることができるに至りました。

13 スタッフの可能性を信じて任せる

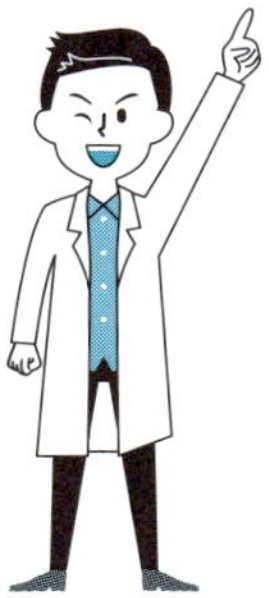

クリニックの運営では、どうしても院長がお山の大将のごとく、業務のすべてを一人で取り仕切って、トップダウンでスタッフに指示を出し、スタッフは言われるがままに動いているという状況をよく目にします。

しかし、経営を考えた場合、いかに能力があってもトップが一人ですべてを仕切っている組織には限界があり、その組織の成長は先が知れているのではないかと私は考えます。そうではなく、トップが部下に権限を委譲し、任された部下がその期待に応えてしっかり業務を処理できれば、トップはトップにしかできない業務、クリニックであれば診療やマネジメントの強化などに集中して取り組むことができるので、より精度の高い成果が得られ、組織の成長が見込めるのではないかと思っています。

そのためには何が必要かを考えたとき、院長がスタッフをどれだけ信じられるかが大きなカギだと思っています。信じることができなければ権限を委譲することは怖くてできません。もちろん、前提として教育が必要ですから、スタッフの可能性を信じて時間をかけて教育することが大切です。そこでかけた時間はさらに大きな時間となって自分のもとに返ってくるのです。

私は、このような比較優位の原則（トップが業務の一部をスタッフに権限委譲し、トップはトップにしかできない仕事に邁進する）に基づいて成り立つクリニックの運営方法をもっと全国に広げたいと思っています。そこで、そのためにはまず、私の法人がそれを実践し日本一のモデルクリニックとなることを目指しています。

そのモデルクリニックの定義とは、３年間連続で年間50院のクリニックの方々に見学に来ていただくことで、これはずいぶんと大きな目標ですけれども、スタッフ一同全力でここにフォーカスして必ず成し遂げたいと考えています。

14 決断をスピードアップする

クリニックを経営していると、様々な決断に迫られます。

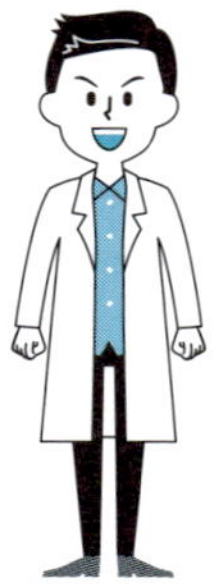

この人材を採用すべきか否か、この銀行からの融資を受けるべきか否か、この患者さんにこの薬を投与すべきか否か……挙げたらきりがありません。一方、世の中にはレストランに行って何をオーダーするかというようなこと一つ取っても、決断の早い人もいれば遅い人もいます。私はワーク・ライフのバランスを語るうえでは、この決断のスピードがかなり重要なポイントであると考えています。

決断のスピードに関しては、「ファーストチェス理論」というかなり有名な理論が存在します。チェスの名人と言われる人を集めて、あるチェスの盤面を見せ、まず5秒で浮かんだ次の一手を言ってもらいます。次に、さらに30分じっくりと考えてもらってから次の一手を言ってもらうと、何と5秒でひらめいた一手と30分熟考して決めた一手の約90％が一致していたというのです。

このことを考えると、トップの決断はできるだけ早くしたほうがいいと言えると思います。なぜなら、トップの決断が早ければ早いほど、組織はスピーディーに業務処理ができることになるからです。

自分自身の過去を振り返っても、決断を遅らせて結果が良かったとか、ゆっくり考えたから画期的なひらめきやアイデアが得られたとかいう経験はなく、逆に、自信がもてずに決断をズルズルと先延ばしにしてしまったことで、成果が出なかったという経験のほうはあります。ですから、今では、スタッフからの相談にはすぐに反応してSNSで返すようにしています。

日々の生活の様々な場面で決断のスピードを意識することは、人生においても無駄な時間を減らすことに繋がると私は考えます。

15 情報をフィルタリングする

一般的に〝情報のフィルタリング〟というと、青少年保護を目的として政府や親、コンピュータ管理者、接続会社などがインターネット上のウェブページなどを一定の基準で評価し、選択的に排除することを言います。しかし、本書ではそうではなく、自分にとって必要な情報をどれだけ精度高く短時間で集め、不必要な情報を排除することができるか、ということを指します。

例えば、テレビを通して得られる情報を、私はあまり信用していません。概してテレビは、視聴率を上げることを目的として、社会にとってマイナスのニュースを流しているように感じてなりません。人の不幸を採りあげて視聴者の同情を引いたり、人々の不安を駆り立てるような報道が大半を占めているように思えるのです。私はその報道を観ることで自分の思考がネガティブに働き、エネルギーが削がれるような内容であれば観る必要はないと思っています。

もちろんテレビ番組のなかにも「ガイアの夜明け」や「情熱大陸」のように観る者をワクワク・ドキドキさせ、力を与えてくれるような楽しい番組もありますので、すべてを否定するわけではありません。しかし、そういったふるい分けをすることこそ、私が言う情報のフィルタリングの一つなのです。

新しく発刊された本や有意義なセミナーに関して効率的に情報を入手するために、私は皆さんご存知の堀江貴文氏やさとうみつろう氏、前述の本田直之氏のフェイスブックをフォローし、その方の投稿を参考にしたり、元アマゾンのカリスマバイヤーの土井英司氏が執筆する書評メールマガジン『ビジネスブックマラソン』を参考にしたりもしています。また、毎月発行される大量の新刊書のなかから、アイデアに溢れ内容が斬新な一読の価値

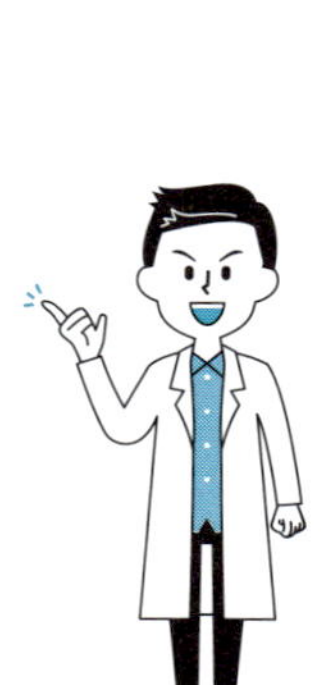

ある本を紹介してくれる月刊誌『TOPPOINT』（パーソナルブレーン）で、直近に発刊された本の要約を仕入れ、さらに深く読みたいと思った本は購入して読むということも行っています。ただ何となく書店に行って、棚に並ぶ本の何冊かに目を通してから購入するということはめったにありません。そして、グーグルアラートを用いて、最近気になるトピックのキーワードを登録しておいて、メールで自動配信をしてもらったりもしています。

ここでは、私の情報のフィルタリング方法を紹介しましたが、皆さんもご自分なりの情報収集の方法を工夫し改善することで、無駄な情報のフィルタリングに繋げていってください。

16 集中する時間をつくる

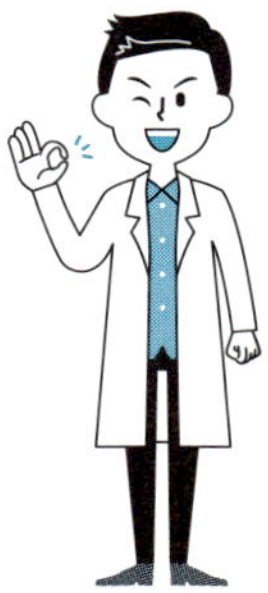

アメリカでのある報告によれば、自動車の運転中にスマホをいじるという「ながら運転」は、アルコール濃度０・８％の飲酒運転と同じくらいの事故リスクを負うそうです。このリサーチの結果は、「ながら作業」はそれくらい人の集中力を低下させることを示しているのだと思います。

また、他の調査報告によれば、人間が一つの作業を終えて次の作業に完全に切り替えるために必要な時間は約25分だそうです。つまり、本来、人間の頭は一つのことにしか集中できないようになっているのかもしれません。

これらのことを考えれば、そのときもっともすべきことを集中的に行うのが時間の有効的な使い方だということがわかります。とはいえ、ドクターの本分である診療という仕事は手術などの一部を除いて、このように割り切って時間を使えるものではないように感じます。しかし、例えば、患者さんから依頼された保険会社への提出用書類への記入や紹介状への返信などは、集中的にそれらを行う時間をつくることが可能なのではないでしょうか。

また、業務上のメールの送受信やSNSによる通信なども同様だと思います。いくら業務上のメールでも受信するたびに返信していたのでは、アプリを開く手間だけ考えても時間のロスが生じます。そこで、例えば午前診療終了後にまとめてメールの受送信を行うなど、一定のルールを設けるのがお勧めです。SNSについても、友人からのメッセージやコメントのたびにアラートが鳴るのでは集中力に影響するので、アラート機能はOFFにすることをお勧めします。もちろん診療中に友人からのメッセージにいちいち対応される方はいないでしょうが、自然界にはない電子的な音に対して人間は、危険回避のために常に反応するよう遺伝的に脳にインプットされているという話を聞いたことがあります。たとえ送られたSNSに対応しなくても、音を聞いただけで集中力が途切れるのは避けられないと言えるのではないでしょうか。

私は今、4冊目となるこの本を執筆していますが、冊数を重ねるごとに執筆にかかる時間が短くなっています。1冊目の『グレートクリニックを創ろう!』は共著だったのですが、書き終えるのに2年半も要しました。2冊目の『クリニック成功マニュアル』（中外医学社）を書いたときは1年くらい、3冊目の『クリニック開業ロケットスタート戦略』（中外医学社）を書いたときは半年くらい……と、書き上げるまでの時間がどんどん短縮されていき、今書いている4冊目はおそらく3カ月くらいで書き終え、出版社に原稿が渡せるのではないかと思っています。

その理由は、最初は執筆という作業が自分にとって大きなチャレンジであり、手探り状態で様々な困難を感じたのに対し、それを繰り返すことで時間管理も含めてコツがつかめてきて、そのコツを基に工夫や改善ができるようになったからだと思います。

その改善の一つでもっともカギだと思うのが、時間をブロックして、執筆だけに集中することです。アメリカの実業家ブライアン・トレーシー氏も**「人間はいろいろなことに手を付けると結局すべてが中途半端になってどれも成果が出ないから、今一番大切なことだけに集中しなさい」**と言っています。まさに今、執筆中の私は子どもも妻も部屋に入れないほど集中して書いています。

まとまった時間を取るという意味では、海外でゆっくり1週間過ごすというのが理想でしょうが、なかなかむずかしいと思います。そうであるなら、図書館やカフェ、ホテルのラウンジなど、自分の落ち着ける好きな場所をもっておくことも大切かと思います。

17 自信をもって行動する

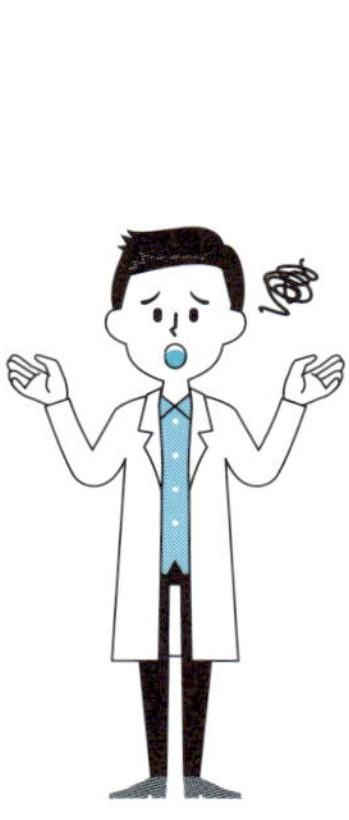

何か人と違うことを行ったり、新しいことを始めようとすると、周りから止められたり、あるいは非難されたりすることがあると思います。私もある自己啓発セミナーに参加したときに、それは自己啓発を装った宗教なのではないか……などと、周囲から忠告を受けたことがありました。

しかし、そのセミナーで得た学びをもって自分の人生で成果を示すことができれば、その誤解はとけると思っています。私はまた、非難されれば成果を見せてやろうというエネルギーが湧いてくる反骨精神旺盛なタイプでもあります。

そして、何より自分は自分の人生を生きているのであって、他人の人生を生きているわけではありません。詰まるところ、他人に迷惑をかけていないのなら、非難するほうが間違っていると思います。自分の人生に責任をもつのは、他でもない自分なのですから……。

ですから、皆さんにも自分に自信をもって、自分を信じて行動を起こし、リーダーシップを発揮してほしい、既成のドクターの枠から飛び出してほしい……そう思います。

18 資料を探す時間を短縮する

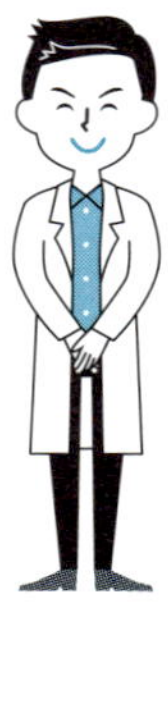

よく言われることですが、私たちが仕事をするうえで探し物に費やす時間は年間約150時間にも及ぶそうです。ここでいう探し物とは、例えば筆記用具のような物品ばかりでなく、書類や資料、パソコン上のファイルなども含みます。

探し物をするという無駄な時間を減らすには、「整理」「整頓」「清掃」「清潔」「しつけ」の5Sを凡事徹底の精神でやり続けられるかにかかっていると思います。具体的には、筆記用具などの物品はどこに置いておくかをきっちりと決めること、パソコン上のファイルはクラウドで管理し、検索機能を有効に使うことなどです。

先日私は、ダスキンで有名な株式会社武蔵野の小山昇社長が開催された会社見学会に行ってきました。行って驚いたことの一つは、そこでは物品の置き場所が徹底的に決められていることでした。決められていたのは物品の置き場所だけではありません。朝礼のときの人の立ち位置が床にテープを貼って示されていて、そこに誰が立つのかまで決まっているという徹底ぶりです。おそらく、点呼をとらなくても誰がいるのかいないのか一目でわかるようになっているのだと思います。もちろん朝礼の開始と終了の時間や内容に関しても綿密に決まっていました。

物品の管理をしっかり行うことと時間の管理がきっちり行えることは比例関係にあるのだと改めて感じました。

19 無駄なミーティングを控える

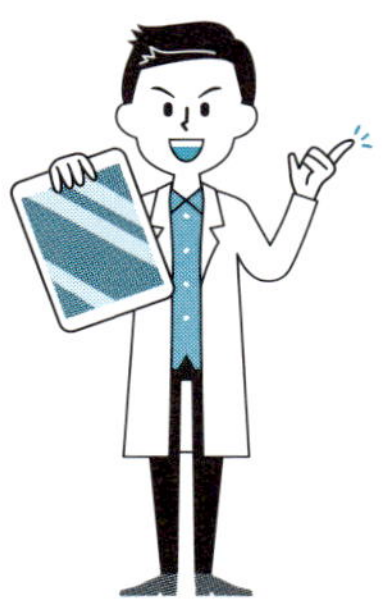

勤務医も開業医も、多くのドクターが様々な会議や委員会に出席しなくてはならず、そこに多くの時間を取られている現状があると思います。

私は、本来会議やミーティングは本当に必要な人だけ出席すればいいし、会議やミーティングを開く回数も必要最小限でいいと思っています。会議やミーティングは開いただけで成果が上がるものではないですし、出席している人も関心のない議題の場合はたいくつなだけです。貴重な時間なのですから、必要のない会議に出席するよりも、まずは、現場の時間あるいは実行の時間として用いるべきだと思っています。

私の法人では、幹部による経営ミーティングを月2回、時間は90分と決めて開いていますが、限られた時間のなかで濃い内容とすることを意識づけています。〝限られた時間〟という意識づけがしっかりできると無駄な脱線がなくなります。人間関係を潤滑にするという目的でたわいのない無駄話をするのなら、飲み会など親睦の時間を設けて行えばいいのです。

日本人は会議の開始時刻は厳密に決めるけれど、終了時刻についてはルーズだと言われていますし、実際にそのとおりだと感じます。しかし、自分の1時間の価値を意識し始めると、ダラダラとするその時間が本当に惜しいと思えてきます。

例えば、週に1回スタッフミーティングを行うことを慣習化していたとしても、重要な議題がない場合には取りやめるほうがよいでしょう。慣習で何かをすることは無駄な時間と思いますが、皆さん、どうお考えでしょうか？

20 時間を節約するシステムを導入する

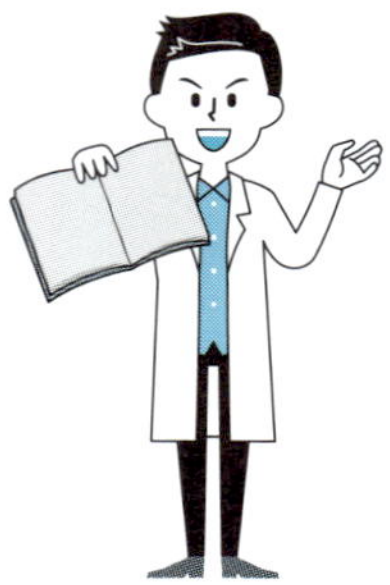

開業したクリニックを発展させるには、院長一人が頑張るのではなく、スタッフも一緒にチーム一丸となって成長することが必要です。また、ワーク・ライフのバランスについても、院長だけの課題でなく、スタッフも含めた組織全員の課題だと思っています。そして、全員がワーク・ライフのバランスを保った生活が送れるようになるには、組織づくりと仕組みづくりの二つが大切だと思っています。

仕組みづくりのなかの一つである「時間管理」に関して有効なのは、何といってもシステムの導入です。システム導入にはコストがかかりますし、全スタッフが使いこなせるよう教育も必要となるなど、短期的にはデメリットが目につきますが、長期的には確実に多くの時間を生み出すことになります。

ここでは、私が使ってみて使い勝手が良いと思うソフトを三つほどご紹介します。

一つ目は、「チャットワーク」（ＣｈａｔＷｏｒｋ株式会社）という社内におけるＳＮＳです。一般的に職場での連絡にはメーリングリストを使うことが多いのではないかと思います。しかし、メーリングリストの場合、組織内の様々な情報がごちゃ混ぜになって全員に時系列で流れてくるうえに、スレッドの量が多いと必要な情報が新しいものに押されて下になってしまいます。すると、本当に大事な情報を見逃したり、必要な情報を見つけるのに時間がかかる……という事態になりかねません。

それに比べてチャットワークは、1対1でやり取りすることもできれば、適宜グループを作成することもできるので、プロジェクトごとにグループを設定すれば、自分の所属しているプロジェクトの情報だけを入手することができます。このグループ分けのカスタマイズができる点がチャットワークをお勧めする大きな理由です。

また、このソフトでは音声や画像、動画の添付も可能で、検索機能も付いています。特に午前あるいは午後だけ勤務のパートスタッフがいるクリニックでは、一堂に会して伝達することがむずかしいと思いますので、院内情報のやり取りにはとても便利で有効だと思います。

二つ目は、「ジースイート（G Suite）」（グーグル）です。以前、グーグルアップスフォービジネス（Google

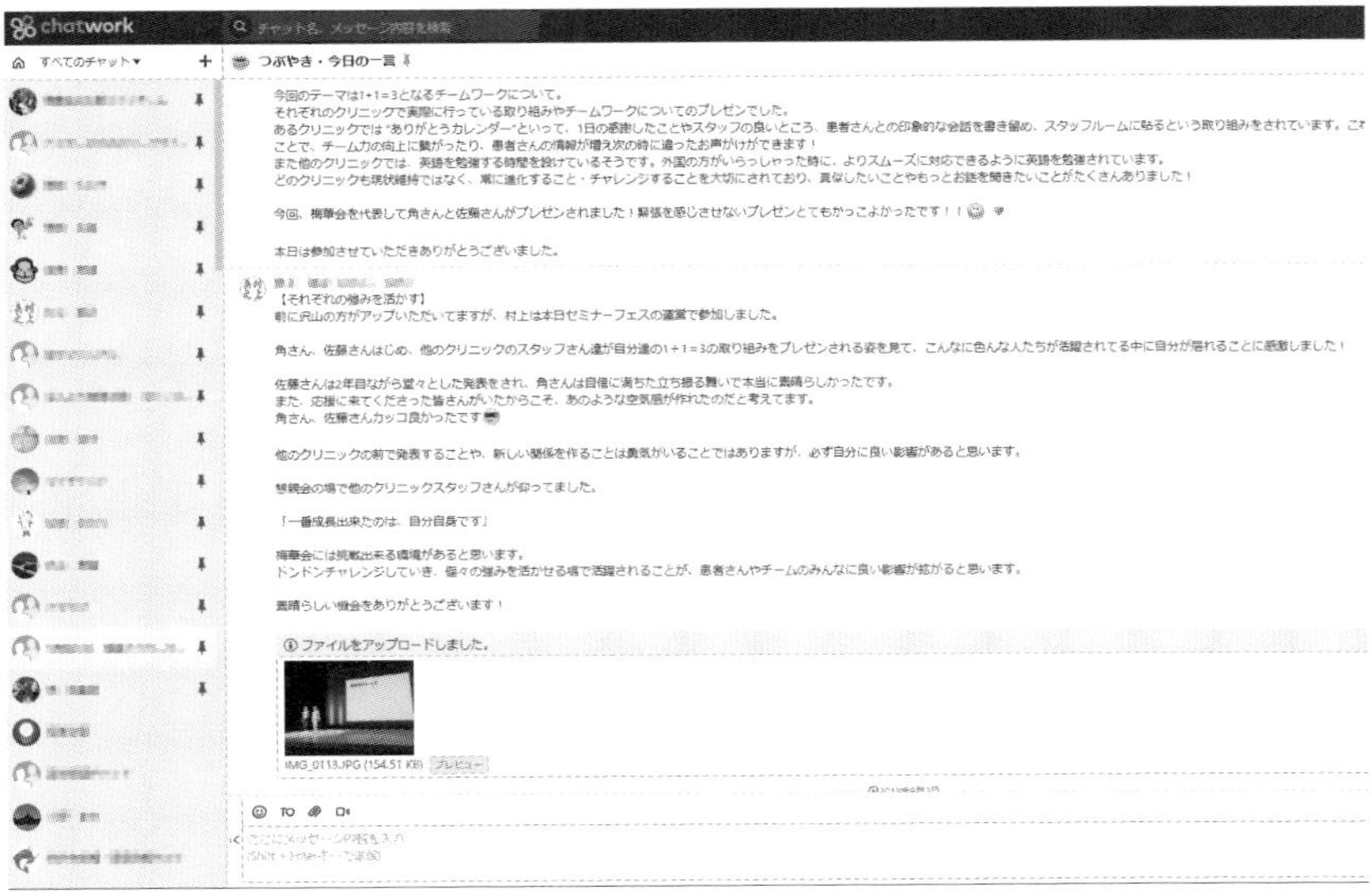

Apps for Business）としてグーグルが出していた商品です。まず、第1の特長は、Gメール、グーグルドライブ、グーグルハングアウト、グーグルカレンダー、グーグルドキュメントなどの一般的によく使用されているグーグルのウェブアプリケーションが含まれているため、互換性が高く使い勝手が良いという点ですが、もう1点、ジースイート内で社内向けのホームページが簡単に作成できるという点も大きな利点だと思います。

　私の法人では、このホームページに新しいスタッフが入職したときに見てもらう院長のメッセージや動画をアップしてあるほか、スタッフ教育に使うチェックリストなども保存してあり、見たいときに見られるようになっています。スタッフ教育用のチェックリストはグーグルではスプレッドシートと呼んでいますが、皆さんご存知のエクセルのシートのようなイメージです。そのスプレッドシートは教育するスタッフの上長が、どこまで教育できたかを項目ごとに確認できるようになっています。エクセルと違うところは、シートがクラウドのサーバー上に保存されているので、常に同期され、クラウドを共有しているパソコン、タブレット、スマホなら、いつでもどこでも見ることができる点です。

　また、ミーティングの資料もクラウド上に保存することで、参加するメンバーに事前に確認をしておいてもらえます。すると、ミーティ

勤務表

ファイル　編集　表示　挿入　表示形式　データ　ツール　アドオン　ヘルプ　変更内容をすべてドライブに保存しました

苦楽園		1日(月)	2日(火)	3日(水)	4日(木)	5日(金)	6日(土)	8日(月)	9日(火)	10日(水)	11日(木)	12日(金)	13日(土)
AM	介助	Aさん	Iさん	Aさん	Aさん	Iさん	Iさん		Iさん	Aさん	Aさん	Iさん	Aさん
[illegible]	会計	Nさん	Fさん	Fさん	Fさん	Fさん	Dさん		Gさん	Dさん	Cさん	Bさん	Mさん
指導	受付	Oさん	Lさん	Lさん	Hさん	Mさん	Oさん		Hさん	Lさん	Lさん	Lさん	Lさん
新人	ク	Jさん	Nさん	Cさん	Dさん	Nさん	Jさん		Fさん	Cさん	Dさん	Hさん	Fさん
[illegible]	補助	Dさん	Jさん	Jさん	Jさん	Jさん	Nさん		Dさん	Jさん	Fさん	Nさん	Pさん
レセプト	受・会	Fさん	Dさん	Eさん	Mさん	Dさん	Lさん		Nさん	Eさん	Mさん	Oさん	Jさん
7	洗い場					Lさん					Eさん	Mさん	Nさん
8	介助2					Kさん					Jさん		
	ク2											Fさん	Oさん
最低人数													
平日	6												
土曜	7												
2診	9												
PM	介助	Iさん	Aさん	Aさん	Aさん	Iさん			Iさん	Aさん	Aさん	Iさん	
[illegible]	会計	Dさん	Fさん	Mさん	Hさん	Fさん			Hさん	Mさん	Lさん	Lさん	
指導	受付	Mさん	Jさん	Cさん	Fさん	Lさん			Nさん	Lさん	Cさん	Hさん	
新人	ク	Fさん	Dさん	Jさん	Dさん	Nさん			Oさん	Oさん	Dさん	Bさん	
[illegible]	補助	Nさん	Oさん	Eさん	Oさん	Jさん			Dさん	Eさん	Fさん	Nさん	
レセプト	受・会	Jさん	Nさん	Lさん	Eさん	Dさん			Fさん	Jさん	Eさん	Fさん	
7	洗い場					Kさん							
8	介助2												
	ク2												

ング中に資料を配ったり、参加者に目を通してもらったりしなくて済むので、ミーティングの時間がずいぶん短縮できます。そのほか、院内勉強会の動画、忘年会の動画、電話の対応マニュアル、身だしなみマニュアルなどは、新しく入ったスタッフがいつでも見られるように保存されています。私のクリニックは、ほとんどすべての業務をマニュアル化しているのですが、およそ300ページにも及ぶ大作となっています。このマニュアルもジースイート上に保存することで、検索機能を使って必要な時に必要なページが瞬時に引き出せるようになっており、時間管理に大いに役立っていると思います。

さらに、グーグルカレンダーも私のスケジューリングに使い、秘書や幹部に公開しています。このカレンダーの便利な点は、告知する対象を選択できることです。このカレンダーに私が記入することで、電話やメールでお互いのスケジュールを調整する手間が省けます。

このほか、私がいいなぁと思っている三つ目のソフトに「ジョートー(Jooto)」(株式会社ＰＲ ＴＩＭＥＳ)があります。タスク管理のためのソフトで、そのタスクをいつまでに誰が責任をもって実行するのか、その進捗状況はどうなのかを色分けして見やすいかたちでメンバーが共有できるというものです。このソフトのおかげで、スタッフの誰かが行うはずの業務が仮に忘れられてしまったとしても、みんなで確認し注意し合えるし、院長である私も進捗状況が把握できるので業務のし残しが

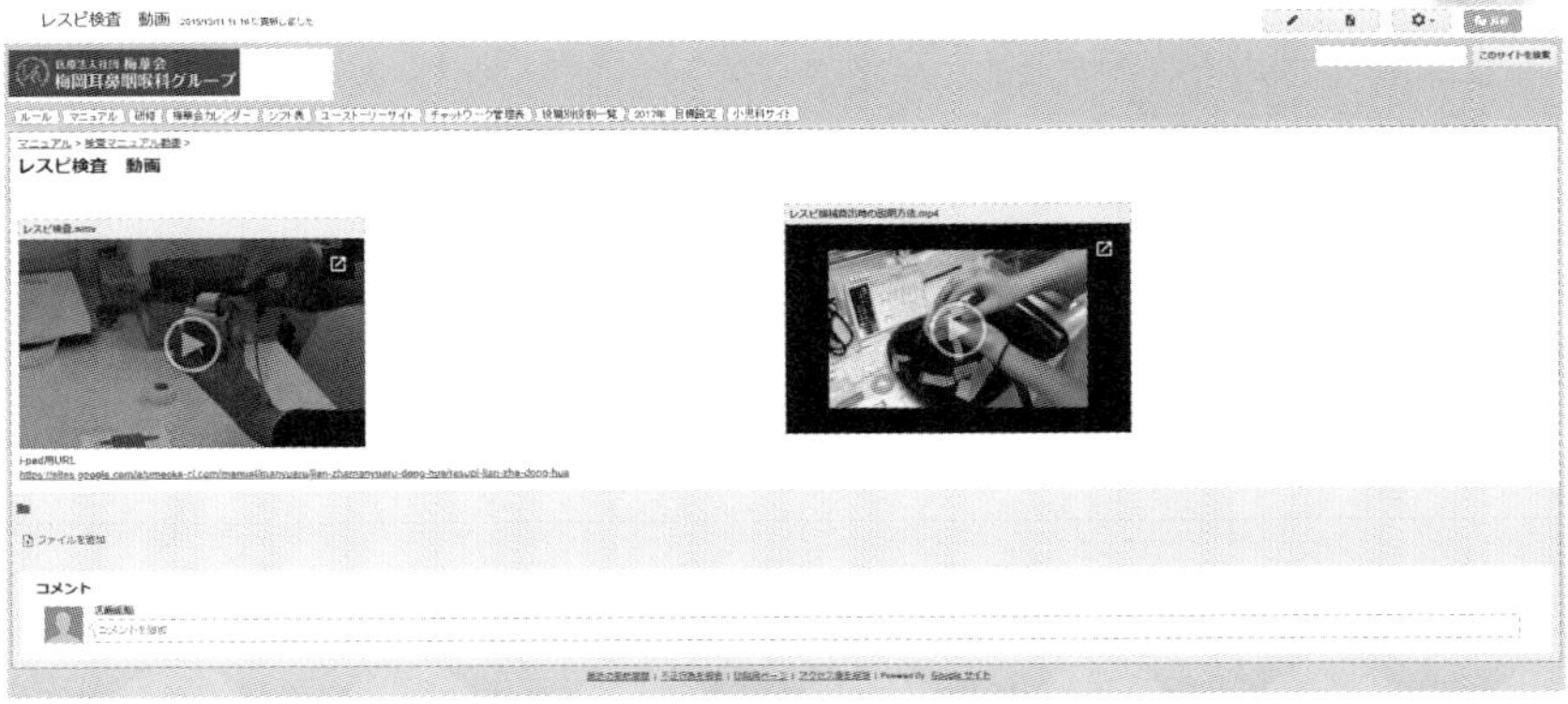

なくなります。

いずれにしても、このようなソフトを利用するには費用が発生します。しかし、大事な時間の価値を考えれば、その費用対効果には計り知れないものを感じます。これも一つの先行投資と考えます。

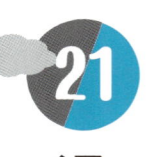

21
通勤時間を活用する

ダイレクト・レスポンス・マーケティング界の大御所でコピーライターとしても全米トップの実績をもつダン・S・ケネディ氏は、教育に寄与する発明でグーテンベルグの活版印刷器につぐものは、「オーディオブック」だと言っています。オーディオブックとは、主に書籍を朗読した「聴く本」のことです。音声を聴くだけなので、ランニング中や移動時間、家事の最中などでも、耳で読書を楽しむことができます。実際にオーディオブックを聴いてみると、流れてくる音声を聴いているだけで内容が脳の潜在意識にまで入り込んでくるような感覚があります。何回も何回も繰り返し聞けるので、通勤時間の有効活用にはもってこいのツールだと思います。

もちろん、通勤時間に好きな音楽を聴いてリフレッシュするのも一つ

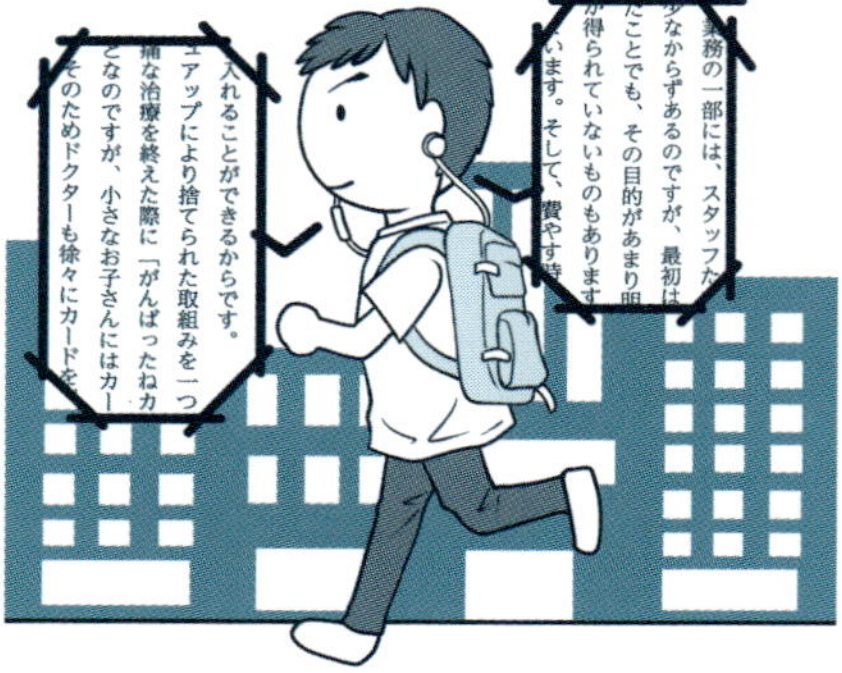
業務の一部には、スタッフた
なからずあるのですが、最初は
たことでも、その目的があまり明
が得られていないものもありま
います。そして、費やす
入れることができるからです。
アップにより捨てられた取組みを一つ
な治療を終えた際に「がんばったねカ
となのですが、小さなお子さんにはカー
そのためドクターも徐々にカードを

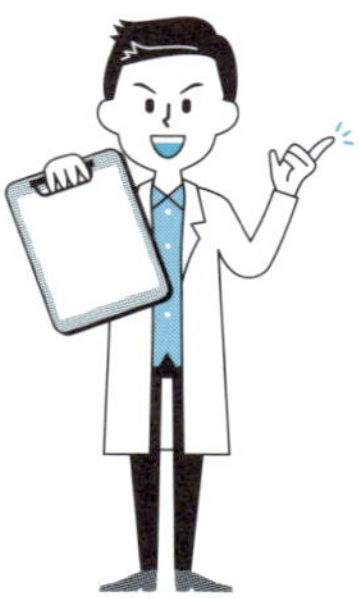

の方法ですが、「塵も積もれば山となる」ということわざもあるように、日々の小さな積み重ねが非常に多くの時間を生むわけで、この通勤時間の活用の仕方が非常に大きな差を生むと私は考えています。

電車などの乗り物で通勤している方なら読書の時間に充てるのもよいのですが、スマホで何となくネットサーフィンやゲームをしていたとしたら考え直す必要があると思います。私の場合は、趣味のマラソンやトライアスロンのトレーニングのためにランニングで通勤しているので、その時間を学びの場にもできるオーディオブックは、私にとってなくてはならないツールです。新書であっても最近ではオーディオブックが販売されていますので聴いて理解するのに有用でしょう。自家用車で通勤されるドクターにも非常に有用と思います。

22 定期的に業務をブラッシュアップする

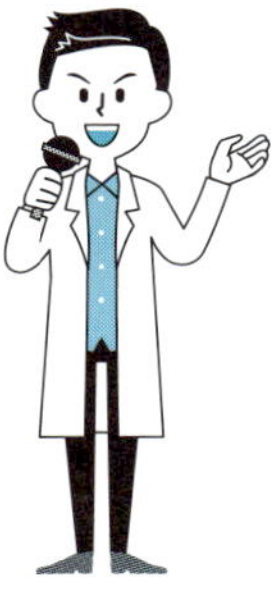

私の法人は耳鼻咽喉科4院と小児科2院の計6院で事業を展開しているということもあり、花粉症で多くの患者さんが溢れる繁忙期と、比較的空いている閑散期があります。そこで、その閑散期を利用して様々な業務や取組みの棚卸しを行い、継続すべきなのか、それともやめるべきなのかを考えるようスタッフ全員にお願いしています。

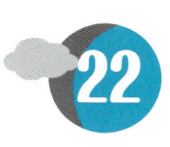

私の法人での業務の一部には、スタッフたちが積極的に考え、発案し、患者さんに喜んでもらおうと始めた業務や取組みが少なからずあるのですが、最初は効果があるだろう、効率的だろう、患者さんに喜んでもらえるだろうと導入したことでも、その目的があまり明確でなかったり、きちんと稼働しなかったり、といった理由で、

期待した効果が得られていないものもあります。こうした業務については、この棚卸しの際に再度必要か否かをみんなで検討しています。そして、費やす時間や手間の割に効果がなかったり低いと判断されたものについては、積極的に断捨離します。必要のない業務や取組みを捨てれば、その空いたスペースに、より価値のある業務や新たな取組みを入れることができるからです。

ブラッシュアップにより捨てられた取組みを一つご紹介すると、お子さんに渡す「がんばったねカード」があります。苦痛な治療を終えた際に「がんばったねカード」を渡せばお子さんにとっての励みになるだろうと考えて始めたことなのですが、小さなお子さんにはカードをもらう意味が理解できず、思ったほど喜んでもらえなかったのです。そのためドクターも徐々にカードを出すことがなくなってしまったことから、廃止を決定しました。

私の法人では一人ひとりのスタッフが患者さんのため、治療のために役立つと思われることを積極的に考え、意見を発信してくれます。そうして生まれた取組みでも、皆の意見で必要なしと決まれば取りやめ、次の取組みを考えるという風土や文化が育っています。

23 フリータイムをつくる

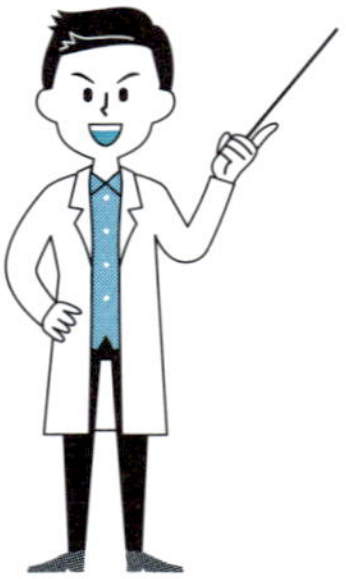

時間を管理するために、やることリストに優先順位をつけ、それに従ってピッチリと計画を立てて実行していくと、自分が時間に縛られ、人生をも管理されているような窮屈感を感じることがあるかもしれません。

私の場合、基本的に週3回のランニングを行動計画に入れていますが、起床時の体調や気分によって、サボりたいという甘い誘惑が顔を出すこともあります。食生活に関しても、常に健康を重視し、マラソンを意識して極力糖分を控えた食事を摂っていると、無性にコンビニドーナツが食べたくなったり、時としてタガが外れたように暴飲暴食に走りそうになることもあります。そのようなときに、常に自分を戒めて何が何でも今日はランニングしなくちゃとか、甘い物は絶対ダメ、お酒もここまで……と規制していると、自分の人生が規則で縛られて全然楽しめていないことになってしまうと思うのです。

そこで、仮に普段は大好きなアイスクリームを控えているとしたなら、月に1回は、1カ月計画を実行したご褒美として食べることにするとか、時間管理の面で言えば、朝6時に起床すると決めてあっても、たまの友人との飲み会で夜更かしをした翌朝は1時間起床を遅らせるとか、計画実行に少し柔軟に取り組めるように、余裕の時間をつくっておくことが計画を実行するうえでの秘訣だと思います。

私もどちらかというと自分に甘い人間ですので、時間管理を意識して行動を始めた当初は、フリータイムやフリーデイをつくっておいて、その翌日からフレッシュな気持ちで仕切り直しをすると、改めて計画を実行するパワーが湧いたような気がしました。そして、それを繰り返していくうちに自然にフリータイムやフリーデイが減ってきたように思います。食生活に関しても、ランニングをすることで満腹中枢を抑えることができますし、継続しているうちに甘い物を食べる習慣も減ってきました。

時間管理の大切さに気付き、実行に移す決心をしても、最初から完璧に実行することはむずかしいと思います。完璧を求めると、それができなかったときにタガが外れてしまうことが往々にしてあります。そして、いったんタガが外れると元に戻れなくなる場合があります。ですから、最初は、フリータイムやフリーデイをあらかじめ設定しておくのと同時に、まずは立てた計画の70～80％の達成率でOKくらいの気持ちで実行していくと、1年後には比較的ストレスなく時間管理が行えるようになっていると思います。

24

心を休める時間を確保する

本書では、時間の管理の仕方しだいで、1日24時間を効率的に活用できるとお伝えしてきました。とはいえ、いかなる人にとっても1日が24時間であるという事実は不変のものです。

実は、すべきことやしなければならないことをリストアップし、精査し、優先順位をつけて行動に移していくと、やればやるほど次の仕事が出てきます。また、ある問題や課題を解決すれば、次のさらに大きな課題が見えてきます。ですから、やるべき仕事には限りはないということを厳粛に受け止めておく必要があると思っています。

経営は、ここまでやったから成功とか、ここまでやったから完成という性質のものではないのです。ですから、いったん経営を始めるとずっと走り続けなければならない……。ややもするとストレスフルな生活を送ることになりかねないわけです。

例えば、明治維新前後のことを考えてみましょう。土佐の坂本龍馬や薩摩の西郷隆盛、はたまた長州の木戸孝允らは、地元と江戸、京都を自分の脚で何日もかけて行ったり来たりしていました。現在の私たちなら、この行き来は飛行機でひとっ飛び、テクノロジーが大幅な時間の短縮を可能にしてくれているわけです。であるなら現代人は、ゆとりをもってゆったりとした生活を送っているのでしょうか。いいえ、決してそうではありません。つまり、どんな技術を使って時間の短縮を図っても、時間が余るということはないということになります。

であれば、トップとしてやるべきことがなくなることはないという事実を踏まえたうえで、決して焦ることなく、心を休める時間……例えば、友人と語り合ったり、趣味に没頭したり、家族と旅行したり、そういう心を休

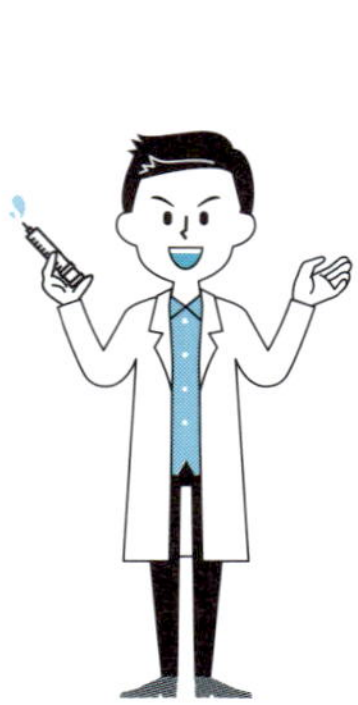

める時間を確保しておく必要があると思います。

私に関して言いますと、趣味に関しては海外旅行が大好きで、大学時代から数えると30カ国以上行ったことがあると思います。ハワイやローマ、バリ島などの、いわゆる観光地にも行ったのですが、キューバやバングラデシュ、インド、あるいはモロッコなど、通常皆さんが行かないようなところへ行くのが好きです。やはり異文化に触れながら非日常的な状況を過ごすことが、非常に刺激になると感じるからです。その街の風景もそうですが、その街から流れ出て来る食べ物の匂いや香り、あるいは人の服装もそうですし、歩いている人の表情だとか、話してる言葉がわからなくても自分の普段と違う状況を感じるというのがすごく刺激になります。

最近はもっぱら子どもたちが小さいこともあって、リゾートに行くことが多いのですが、そこでの食事もそうですし、ゆっくりホテルのプールサイドで子どもたちと過ごし、寝そべって日光浴しながら読書をするというのも、自分のなかではリフレッシュ、心を休める時間だと感じています。

25 昼寝をする

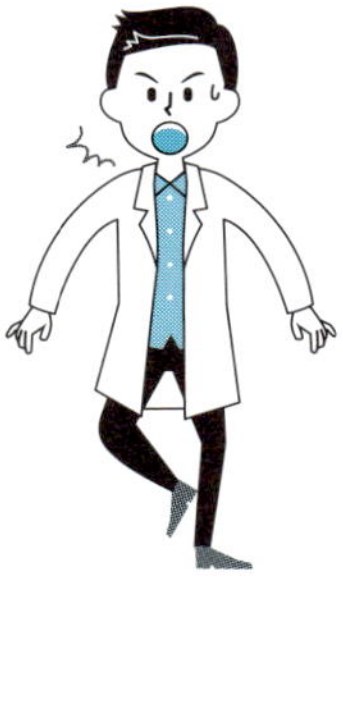

フェイスブックの投稿や仕事ぶりから私は常に活動しているように思われがちですが、学生時代以降、徹夜をしたことはほとんどなく、今でも睡眠時間は毎日7時間を確保しています。そのうえ、昼寝も30分はするようにしています。

私はこの昼寝の30分を「心身の再生の時間」と捉え、午前と午後の診療の間に実行しています。昼寝は、頭をすっきりクリアにさせ、午後からさらにパワーアップして診療に励むためのよい方法と考えています。体力的にも夜就寝するまでエネルギー豊かに活動するための源になっていると感じます。

再生と消費のリズムが大切だと考えていることは前述しましたが、皆さんも、次の行動に集中して有効な時間の使い方をするために、ほんの少しの昼寝をお勧めします。

26 コーチをつける

コーチと聞いてまず頭に浮かぶのがスポーツのコーチだと思います。私も趣味のマラソンやトライアスロンのためにランニングやスイミングのパーソナルコーチについたことで、より短い時間で成果が上がったことを実感しています。

しかし、ここでいうコーチとは、いわゆるライフ・コーチとでもいいましょうか、自分の人生やビジネスにおいて何かしらの気付きを与えてくれる人のことで、私もコーチングを受けています。コーチングとは、人材開発の技法の一つで、対話によって相手の自己実現や目標達成を図る技術です。具体的には、相手の話をよく聴き（傾聴）、感じたことを伝えて承認し、質問することで、自発的な行動を促すコミュニケーション技法のことです。コーチングを受けていると、自分の知らない自分を知るきっかけを得られたり、自己を改革することが可能になることを実感します。

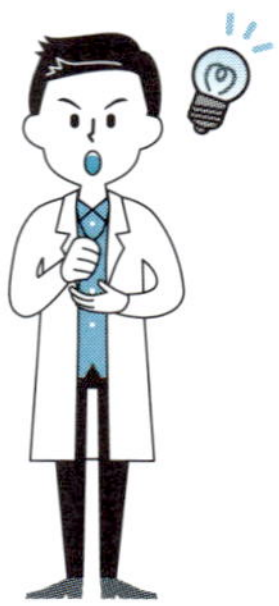

私の場合、共感する能力が欠けているのだそうです。自分でもうすうす感じていたのですが、コーチングを受

けてズバリその点に気付きました。そのことを意識して改革してきたことで、部下であるスタッフへの関わり方に変化が表れ、スタッフとの信頼関係がより強化されたように感じています。

ここでティーチングとコーチングの違いを明確にしておきたいと思います。ティーチングというのはいわゆる指導のことで、ティーチングのアプローチは人から指摘されて言われたことを行うということです。それに対してコーチングというのは、自分で気付くことによって自分の行動を変えるということです。自分で気付くことによってコミットメントを高め、よしやってやろうと思い、実行に移すことによって自分の課題が解決に向う……ということを気付くような場がコーチングです。ですから、コーチングはその場で答えを出すというよりは、その場における対話のなかで自分で探し出していくという活動です。

そして、実際にコーチングを受けてみて気付いたことがありました。従来、梅華会はいわゆる管理型のマネジメントを実行していて、経営チームは常に自分の診察しているクリニックのすぐ近くに事務所を設置し、私が毎日しっかり顔出しをして毎日細かく指導するようにしていました。そのことをコーチをしている人と話をしているなかで、はたして自分自身がそのような管理体制、マネジメントを受けたらどうだろう、どういう気持ちだろうかと考えました。自分だったらもっと自由にさせてほしい、任せてほしいと思うのではないか、そして、自分が困ったときにトップは相談に乗ってくれたらいいのではないかと考えたわけです。

そこで、経営チームの事務所を、私が普段診察しているクリニックから車で15分くらいのオフィスに移転させました。そのことで経営チームのスタッフと会う機会は1週間に1回となったのですが、それでも会ったときにしっかりと打ち合わせをしてお互いの方向性の合致を確認すれば、まったく毎日会う必要がないとわかりました。今では、より大きな仕事を任せられるようになって、スタッフが成長してきているように感じています。ここまで権限委譲できるようになったきっかけは、コーチングによる気付きです。おそらくコーチングを受けていなければ、このような考えには至らなかったのではないかと思います。

スタッフとのコミュニケーションがうまくとれなくて、時間管理に支障をきたしていると感じていらっしゃるなら、思い切ってコーチングを受けることをお勧めします。とは言いましてもコーチングを受けることに対して、一つ注意点を挙げるとすれば、やはりコーチも人ですので、その方との相性というのもしっかり確認しておく必要があるということです。ちまたにはコーチングをされる方がたくさんいらっしゃり、無料で体験セッションを受け付けている方も多いので、まずはそうしたお試しを受講して、実際にコーチングを体験し、そのうえでしっかりと判断をすることが必要ではないかと思います。

27 メンターをつくる

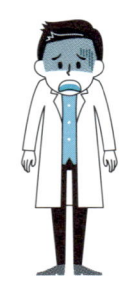

メンターとは仕事や人生における指導者、助言者、もしくは支援者といった意味です。

ものごとを進めるに当たって、ゼロから出発することや不必要な試行錯誤をすることが果たして必要かどうかを考えたとき、いち早く成果を上げることを重要視するならば、先人・師匠・メンターから学ぶことが、失敗なく最短距離で前進できる方法なのではないかと考えます。

私も研修医時代、勤務医時代、開業時、そして現在と、自分のステージごとにメンターがいます。どのステージにおいても、自分より上で活躍されている方をメンターとして目標にし、その方から仕事に対する考え方や生き方、時間の使い方など多くのことを学ばせていただいてきました。

私がこれまでに出会ったメンターのなかからあえてお一人挙げさせていただけるとするならば、湘南美容外科クリニックの相川佳之先生がその人にあたると思います。先生からは組織を運営するうえでの考え方であったり、先生ご自身が一代で築きあげてきた組織の発展過程において様々な苦労を経験されながら、そのなかで集中して物事にあたってこられた姿勢、そしてしっかりと理念を立てて、それに共感する仲間をつくって一丸となって活動することなどを学ばせていただいています。相川先生の組織の在り方を私は非常に参考にさせていただいていますし、関わるすべての方々を大切にして行動されている……そういった姿勢に強く共感しています。

28 マスター・マインド・グループを形成する

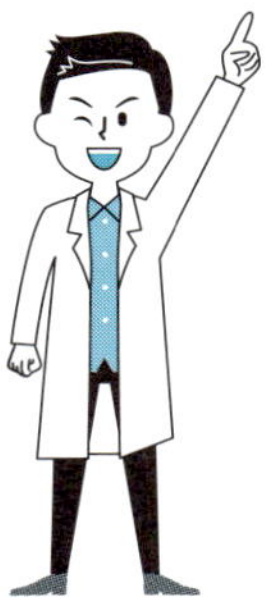

「マスター・マインド・グループ」とは、ナポレオン・ヒル博士が提唱した概念で、同じ願望や同じ目標をもった人が集まると、そこで波長の一致した思考のバイブレーションが起こり、その場で起こった高いエネルギーを通して、そこにいる人が抱える諸問題を解決する多くの答えが生まれて、短時間でより大きな成果を得られるというエネルギーの場のようなものです。

マスター・マインド・グループの特長は、メンバー全員が、自分のことだけでなく、メンバー全員の成功を心から熱望し、グループとして成功しよう、メンバー全員が成功しようと考えていることです。

私は博士の著した『思考は現実化する』（きこ書房）という非常に有名な本を通してこのマスター・マインド・グループという概念を知り、大きく心を動かされて、２０１６年に開業医コミュニティーＭＡＦを立ち上げました。

ＭＡＦは、医療を通じて日本の未来を明るくしようという志を同じくして、卓越したクリニック経営を共に学び、ご自身のクリニックを発展させ、そうすることで患者さんもよし、スタッフもよし、そして院長自身もよし……という三方よしの経営を真剣に考える意識の高いドクターの集まりとなって、まさに私にとってナポレオン・ヒル博士のおっしゃるマスター・マインド・グループとなっています。

ＭＡＦに集まる開業医の方々とお話していると、私も自分のなかのエネルギーが高まってくるのを感じますし、もっと改善できることがあるとの想いも湧いてきます。ＭＡＦの集まりでは、もちろん課題に対する取組み方やハウツー的な話も出るのですが、ただ知識や解決策を共有するだけでなく、そこで波長が合い共鳴が起こって自分のなかにもっとクリニック経営の達人に近づいていけるのではないかというようなプラスの感覚が生まれ、エネルギーが湧き出してくるのです。

ご縁があってこの本を手にしてくださった皆さん方にも、まずは、形式にはこだわらず、ご自分の周囲の同じ志をもつ方々と、マスター・マインド・グループをつくってみてはいかがでしょうか。パートナーから始まり、院内のスタッフ、またはドクターとして同じ志を有する仲間、そういった人々の集まりは、ただの鉄ではなく磁石となって同じ想いをもつ人々を惹きつけていくと信じています。

～旅行～

私は旅行が大好きです。大学時代からバックパッカーで世界30カ国以上を歩き回った経験もあります。今は家庭をもち、子どももできたのでバックパッカーというわけにはいかず、主にリゾート地でゆったり過ごすスタイルになりましたが、人生で初めて訪れる土地は非常に魅力的で、その土地その土地の風土や文化から大きな刺激を受けることができます。

今まで行ったことのない土地に行き、触れたことのない空気に触れ、見たことのない景色を見て、食べたことのないものを食べる……。このような新鮮な体験をすることで、今自分が置かれている位置や現在考えていることからちょっと距離を置いて、俯瞰的に見直せるような気がするのです。

ですから、私はそれが子どもたちも一緒の家族旅行であったとしても、今の自分を整理して人生のビジョンをあらためて見つめ直す機会としています。

２０１５年には、日本全国47都道府県をすべて回りきりましたが、行く土地土地の雰囲気はどれも新鮮で、心身ともにリフレッシュでき、仕事に戻ったときにはエネルギーが溢れ出るようでした。

このような旅に私は、必ず本とランニングシューズをもっていきます。読書は私の日々のルーティン、ランニングは走りながら見る街並みや看板、聞こえてくる人々の会話やファッション……その土地のすべてを一度に体験することができる活動です。新しい土地の体験は実に興味深く新鮮です。

ライフネット生命保険株式会社の代表取締役会長兼ＣＥＯの出口治明氏は新社会人に向けた提言で**「人、本、旅——で自らを磨こう」**とおっしゃっています。皆さんも本を片手に旅に出る、いかがでしょう？　このような旅は、なにもいつも大きく時間をブロックする必要はありません。週末の土日を利用して家族で出かけることでも、目的は果たせます。私も、このような時間をこれからも大切にしていきたいと思っています。

MAF（医療活性化連盟）設立の経緯

私は開業してからしばらくの間、すでに開業していた先輩方の話を参考に、様々な真似をしてクリニックの経営を行ってきました。そして、感覚として「クリニック経営とはクリニックという組織のなかでチーム医療を行うこと」というイメージをもっていました。

開業するに当たって一緒にチームを組むメンバーを募集したとき、募集要項には、給与や福利厚生などの待遇、看護師や受付事務という職種、そして、耳鼻咽喉科クリニックで働きませんか……という内容だけを記載していました。それから、募集された方の履歴書の選考と面接を行って、数十名の応募者の中から7名の採用者を決め、その方たちとチームを組んで診療を開始しました。ですが、頭で考えたことと現実は大違い、なかなかその方たちと良いチームをつくることはできず、多くの退職者を出すこととなってしまったのです。

せっかく採用されたのに間もなく退職された方々に辞める理由を聞いたところ、「院長の考えが私と合わない」というものが複数見受けられました。その回答を見たとき、私は、チームを組むには給与や福利厚生などの待遇面で折り合いをつけるだけでなく、クリニックの気質や風土・文化とでも言いましょうか、チームで向かう先をスタッフたちと共有できていないとうまくいかないのだなぁ……とつくづく感じました。

先にもお話した中小企業経済同友会に参加したのはその頃です。そこで、クリニックの院長も一経営者であることを強く意識しましたし、経営に関して自分はズブの素人であるという事実をつきつけられましたが、そこに集まる方々の経営に関する志の高さとその方たちと触れ合ったことで、自分が経営者として目覚め、大きな刺激を受けたことも確かな事実です。しかし、残念なことにその場にドクターは私のほかに一人もいなかったのです。

私たちドクターのほとんどが、経営を感覚的に行っているのではないかと思います。私自身も開業するにあたって、経営に関する書籍などを読みましたが、いざ、オープンしてみると、実際の経営は書籍にある内容とは異なり、手探り状態のなか、勘で動いていたというのが実状でした。それでも、医療業界はブルーオーシャン（競争相手のいない未開発の市場）ですから、何となく勘で動いていてもそれなりにやっていけます。当時の私は、院長がヒエラルキー（組織というピラミッド）の頂上に立って、スタッフに対して「あれしろ、これしろ」と指示を出して、スタッフは自分で考えることなく指示どおりに動くというビジネスモデルから抜け出せずにいたのだと思います。それが、競争激しいビジネスの勝ち組となるための経営方法を書いた書籍のようには動けなかった理由なのです。

そんな状態だった私が、中小企業経済同友会で異業種の経営者の方々から学んだことは、クリニックであっても、自分一人で方法を考えて自分一人で決定して自分で動く組織では成果を上げることはできないということでした。自分一人で何でもかんでも行っている組織は、自分が何かできない状況になれば立ち行かなくなる不安定な組織なのです。さらに、仮にクリニックの経営が順調に成長していったとしても、スタッフが10人までくらいなら、自分一人で何とかできるでしょうが、それ以上になったら、まったく制御のきかない組織となるでしょう。そして、そんな状態では勤務医時代に望んでいた自分や家族のための時間をもつことは叶わないことになってしまいます。つまり、開業を決意したときに描いた自分の時間や家族のための時間をもつためには、規模の小さなときから自分で考えて動ける主体性をもったスタッフを育成して、スタッフが自分で考えて自発的に動いてくれる組織にしていかなくてはならないとわかったのです。

私も勤務医時代に、自分が行いたい治療方針や方向性を上司にことごとく否定されて、やる気を失ったことがありました。私のクリニックのスタッフだって、院長から言われたことをただやるだけでは、働き甲斐を感じることはできず、働くことのモチベーションは下がる一方でしょう。自分で考えて自分で行動できる、つまり、主体性が発揮できれば、働くモチベーションも上がって、生き生きと働くようになり、退職者も出なくなるのではないかと思いました。たとえ、スタッフが結婚やご主人の転勤で私のクリニックを去るようなことがあっても、私のクリニックで働いた経験はそのスタッフにとって宝になるに違いないとも思いました。そして、生き生きと働くスタッフのいるクリニックは、患者さんからも愛され、このようなクリニックが社会性の高いクリニックと言えるのだとも思いました。

それからの私は、まず、スタッフの採用方法を変更しました。募集要項にクリニックの理念を明示し、スタッフのブログ等でクリニックの働き方が見えるように工夫し、私のクリニックのやり方に共感できる人が応募してくれるよう仕向けたのです。次に行ったのは、スタッフへの理念教育、スキル向上のための教育など、スタッフへの権限委譲を図るための様々な取組みです。その結果、私が自分の趣味のマラソン参加や家族との海外旅行で1週間クリニックを空けたとしても、患者さんには通常の診療を、何事もないように提供できるまでになりました。

現在私は、阪神地区に耳鼻咽喉科4院と小児科2院を開き、東京都内に消化器内科のグループ医院をもつ医療法人梅華会を運営しています。その7院において主体的に動ける人材が育っているという意味では、多少なりとも社会に貢献できているとは思うのですが、全国16万院あるクリニックのなかのたったの7院ではなく、何とかこの運営方法を全国に広げたいという想いが私のなかにフツフツと湧いてきたのです。

また、クリニック経営をサポートするという意味では、医療に特化したコンサルタントがコミュニティーをつくっていたりもしますが、経営の専門家としてのコンサルタントのアドバイスは、ときとして根っからのドクターにはピンとこない場合があると感じるので、ドクターの目線で、開業を志す皆さんや開業間もない皆さんにアドバイスしたり、逆に提案をいただいたりするコミュニティーをつくりたいと強く思ったことから、ＭＡＦを主宰することにしました。

今私は、ＭＡＦの活動のなかでメンバーの一人ひとりが経営の幅を広げ、その活動が全国に広がっていくことに力を注ぎたいと強く思っています。ワーク・ライフのバランスという意味では、現在、私の日曜日という時間（人生）をＭＡＦの活動に使っていますが、それは私にとってはミッションに沿ったやりがいのある〝志事〟だと思っています。また、それ以上にＭＡＦの活動に価値を感じるので、現在ではＭＡＦでの活動が私の生きがいの一つとなっています。

このコミュニティーのなかでもさらにワーク・ライフ・インテグレーションを深めていき、マスター・マインド・グループとして発展していきたいと願っています。

大量行動の原則

私は、今回の執筆のなかで、多くの書籍やセミナーからたくさんのものを学び行動に移してきたと申しましたが、実際には、クリニックという特殊な環境やドクターという特異な職業柄から、学んだものがそのまま活かせるということは少なく、試行錯誤をしながら私の法人やクリニックに合うように調整をし、改善を繰り返して今のやり方を生み出してきました。

また、人や組織には向き不向きがあると思いますし、私のやり方や行動は私が自分自身の経験から得た価値観で行っていることですので、この本で提案したすべてが、すべての方に適しているとは思っていません。

アメリカのマーケティングコンサルタントのダン・S・ケネディ氏は『大金持ちをランチに誘え！』（東洋経済新報社）という本のなかで、**成功するためにはとにかく大量行動しなさい**と言っています。

その例として、銀行からお金を借りられなかったある女性経営者の話が出てきます。女性が言うには、ほとんどすべての地元銀行を回ったけれど、どこもお金を貸してくれなかったと……。それに対し著者は、「すべて同時に行いなさい」とアドバイスしています。A案をやってダメだったらB案をやるという片っ端から潰していく方法もあるでしょうが、実行可能なすべての案を同時にやりなさいとアドバイスしています。一つひとつ潰していくやり方では時間がとてもかかるからその間に会社が潰れてしまうかもしれません。すぐに経営を立て直したいなら同時にやるべきだと言っているのです。これを「大量行動の原則」と言いますが、この女性は、博士のアドバイスに従ってすべてを同時に行った結果、無事にお金を借りられ、会社は立て直しができたそうです。

私のこの本を読んでくださっている方は、ワーク・ライフのバランスに悩まれていたり、関心をおもちの方だと思います。どうぞ、まずは「大量行動の原則」に則り、私の提案を一つひとつやってみるのではなく、とりあえずすべてを同時にやってみてください。やってみた結果、ご自分なりにアレンジするもよし、やめるもよし、次に活かしていただければ私は嬉しいです。

ドクターは何といっても診療することが最も大きな自分の価値の提供となりますので、その診療の時間も含めて、いかに効率的に、かついかに生産性を高めるかが一番の課題になると思います。その課題に取り組むなかで、ご自身の仕事の時間を圧縮するという部分に関しては、どうしてもスタッフへの権限委譲が避けて通れないと思っています。そして、権限委譲をするうえで非常に重要になるのが、その業務に関わるスタッフとのコミュニケーションであり、ラポール（信頼関係）の形成であり、教育です。これらに対する一つひとつの取組みに対して試行錯誤をしてほしいのです。

最近ではありがたいことに、勤務医・開業医を問わず、私の拙著を通じてご縁のあったたくさんのドクターの方々にクリニックの見学に来ていただき、様々な相談をいただくようになりました。私は、現在のこのような活動を自分の仕事の一つ、自分がやりたいこととして自分の時間のなかに組み込んでいきたいと心の底から思っています。

皆さんが、時間管理・人生管理の方法をご自身のものにされ、そこから生み出された時間でより社会に貢献されるであろうことを私は信じていますし、私自身も法人のビジョンである「日本一のモデルクリニックになること」、そしてミッションである「医療を通して日本の未来を明るくすること」を叶えるために、皆さんとともに学び、ともに成長し、ともに活動できたらこれに勝る幸せはありません。

皆さんのキャリアがよりいっそう輝き、素晴らしいものとなることを願って筆をおくことにいたします。

医療法人社団　梅華会　理事長　梅岡　比俊
連絡先メールアドレス　umehanakai@umeoka-cl.com

梅岡　比俊
医療法人社団　梅華会　理事長

ドクターの“働き方改革”28メソッド
開業医のための最強のタイムマネジメント

＊定価は裏表紙に
表示してあります

2018年11月12日　第1版第1刷発行
2022年7月7日　第1版第2刷発行

著　者　　梅岡　比俊
発行者　　小野　章
発行所　　医学通信社

〒101-0051　東京都千代田区神田神保町2-6　十歩ビル
TEL 03-3512-0251（代表）
FAX 03-3512-0250（注文）
03-3512-0254（書籍の記述についてのお問い合わせ）

https://www.igakutushin.co.jp/
※弊社発行書籍の内容に関する追加情報・訂正等を掲載しています。

装丁デザイン：華本達哉
イラスト：桜月彩乃
DTP：株式会社　明昌堂
印刷・製本：株式会社シナノ印刷

　ISBN978-4-87058-706-9